젊음을 먹다

젊음을 먹다

초판 인쇄 | 2008년 4월 10일
초판 발행 | 2008년 4월 15일

지은이 | 사이토 에이지
옮긴이 | 김애리
펴낸이 | 김재구
펴낸곳 | 리즈앤북

등록일 | 2002년 11월 15일
주소 | 121-841 서울시 마포구 서교동 463-31 플러스빌딩 4층
전화 | 02) 332-4037
팩스 | 02) 332-4021

ISBN 978-89-90522-49-8 13510

값 10,000원

• 잘못 만들어진 책은 구입하신 서점에서 바꿔 드립니다.

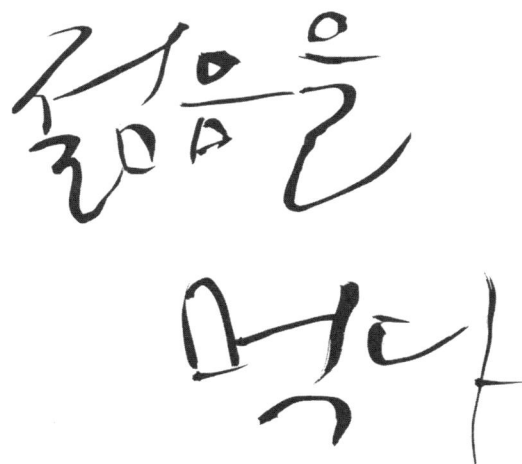

젊음을 먹다

사이토 에이지 **지음 · 김애리** 옮김

리즈앤북
ries & book

'밥상 혁명'을 위한 전투지침서

　피부노화를 다스리는 안티 에이징 크림 정도로만 알고 있던 '안티 에이징'이 실은 미국에서 한창 유행하는 건강과학의 첨단 조류라고? 저자 사이토 에이지 박사는 피부뿐만이 아니라 우리 몸을 골병들게 하는 모든 현대화의 병폐들을 낱낱이 분석한 뒤, 그 처방을 '밥상' 한가득 펼쳐 놓는다. 사이토 박사에게 밥상은 건강과 노화 사이의 치열한 힘겨루기가 펼쳐지는 가장 처절한 싸움터가 된다. 먹을거리에서 시작하는 안티 에이징이야말로 제대로 된 발본색원의 혁명이라는 발상인 것이다.

　이 책은 미국의 '젊어지는 의학'을 근간 삼아, 우리 몸의 노화를 재촉하는 여러 질환들을 총망라한 뒤 그 각각에 좋은 영양소와 식품이 뭔지를 일러주고, 오늘 당장 당신의 밥상을 '젊어지는 식단'으로 가득 채우라고 명령한다. 사이토 박사의 전투지침서에 담긴 '밥상 혁명'의 전략 전술을 각 장 별로 살펴보자.

1장과 2장을 펴보면 '밥상 혁명'으로 타도해야 할 적군들이 득시글거린다. 바로 지금 내가 앓고 있는, 내 근심거리인 모든 증상들이 총출동한다. 1장의 〈건조한 피부〉, 〈기미·주근깨〉, 〈손상된 모발〉, 〈손상된 치아, 충치〉, 〈탈모 및 백발〉, 〈잇몸병〉, 〈구취〉, 〈부종〉, 〈지나친 비만〉 등이 현대인 보편의 증상들이라면, 2장의 〈빈혈〉, 〈냉증〉, 〈월경 불순〉, 〈두통〉, 〈요통〉, 〈우울증〉, 〈갱년기 장애〉, 〈불안과 초조〉, 〈현기증〉, 〈골다공증〉 따위는 대개 현대여성들을 노리는 질병들이다.

이런 증상들이 왜 벌어지는지, 어떤 비타민 부족 탓인지, 이런 증상들을 다스리기에는 무슨 음식이 좋은지 일목요연하게 설명하고 있다. 적을 알고 나를 알면 백전백승이라는 고금의 진리가 다시 한 번 확인되는 순간이다. 36가지 증상에 꼭 필요한 맞춤형 건강식단이 제시된 부분을 보면서는 고마움이 거의 감동 수준까지 고조된다.

3장은 밥상 혁명의 과학을 다루는 부분이다. 여기서는 우리 몸에 없어서는 안 될 3대 영양소와 5대 영양소가 많은 그림과 도표를 통해 알기 쉽게 설명되어 있다. 특히 요즘 건강 관련 리포트에서 단골손님으로 얘기되는 '제6의 영양소' 파이토케미칼, 카테킨, 이소플라본 등도 비중 있게 소개된다. 웰빙을 꿈꾸는 현대인들의 식단은 이런 필수 영양소들을 적재적소에 배분할 줄 알아야만 완벽하게 짜일 수 있다는 논리다.

이쯤 되면 밥상을 완벽하게 장악하기 위한 준비는 대충 끝난 셈이다. 밥상 위의 혁명을 완수하기에 앞서, 4장과 5장은 세밀한 전술 몇 가지를 꼼꼼하게 일러주고 있다.

4장은 흔히 혼동하기 쉬운 17가지 건강 상식을 세밀하게 재점검하는 자리다. 이를테면 '자일리톨' 껌은 왜 충치 예방에 좋은지? '생야채'와 '절인 야채' 중 어느 쪽에 더 많은 비타민이 함유되어 있는지? 음식물을 오래 씹으면 어떤 미용 효과를 얻을 수 있는가? 왜 피로 회복에 '식초'를 권하는 것일까? 문답 형식으로 펼쳐지는 사이토 박사의 건강 상식 대해부는 현대인의 생활 깊숙이 들어와 전개되고 있어서 더욱 현실감이 높다.

5장에서는 엑스트라가 주인공으로 등장한다. 즉 메인 식단은 아니지만 제대로 곁들여져야 밥상 혁명의 완성도를 드높여주는 '곁다리 먹을거리'들이다. 보조식품, 물을 비롯한 음료수, 스파이스 및 허브 등의 등장인물이 우리의 밥상 혁명에 화룡점정을 해줄 캐릭터로 소개된다. 어느 순간에 어떤 보조식품을 곁들일까? 보조식품을 먹을 때의 주의 사항은 무엇인가? 어떤 물을 마셔야 하는가? 어떤 스파이스, 어떤 허브가 어떻게 우리 몸의 부활을 거드는가? 도표로 깔끔하게 갈무리된 이런 정보들은, 밥상 혁명을 마친 뒤 뜨거운 전사의 이마 위로 불어오는 선선한 바람 한 줄기처럼 상쾌하고 반갑다.

밥상 혁명이란 사뭇 비장하게 들리는 방법을 통해 사이토 박사는 우리 몸을 거듭나게 하는 데 있어 가장 근본적이고 철저한 방법을 조목조목 끈기 있게 설명해준다. 내 몸으로 들어가는 하루 세 끼를 완벽

하게 장악하라! 그 길목의 방어를 허술하게 했다가는 혁명의 성과가
말짱 도루묵이 될 터이니. 제대로 된 밥상 혁명 뒤, 우리의 밥상에서
는 불로초가 자라고 우리의 몸은 싱싱하게 되살아나리라.

2008년 봄

김애리

당신의 몸은 생기에 넘쳐 있습니까?

안티 에이징 라이프스타일의 비밀

나이와 관계없이 여성도 남성만큼 일하는 게 보편화된 요즘, 사람들의 라이프스타일은 그야말로 천차만별입니다. 50세, 60세가 되어도 즐겁고 발랄하게 사는 사람이 있는가 하면, 겨우 나이 스물을 넘겼는데도 중늙은이처럼 찌들어 사는 사람이 있습니다. 시계를 거꾸로 돌리며 살아가는 사람들의 라이프스타일에는 어떤 비밀이 있는 걸까요?

요즘 미국에서는 '젊어지는 의학' 즉 안티 에이징(Anti-aging)이 유행하고 있습니다. 아직 일본에는 별로 알려지지 않았는데, 안티 에이징 건강과학에서는 세 가지 기본 요소를 강조합니다.

① 음식에 대한 전면적 재검토

② 적당한 양의 운동

③ 적절한 마음의 관리

첫 번째 요소로 음식을 꼽을 정도인 걸 보면, 나이를 거꾸로 먹고 오래도록 젊음을 유지하는 안티 에이징 라이프스타일에서는 이 먹을거리가 참으로 중요한 걸 알 수 있습니다.

또 고대 중국에서는 의사를 '사의(음식을 담당하는 의사)', '중의(내과의사)', '하의(외과의사)' 등 세 종류로 분류하고, 음식을 담당하는 의사를 최고위직에 두고 중시했습니다. 약과 달리 음식은 누구든 매일 먹어야 하고 또 몸에 중요한 영향을 미치기 때문에 음식을 담당하는 의사가 최고위직에 있었던 것입니다. 밥상을 뚫어져라 쳐다보면 안티 에이징의 비밀이 보이는 겁니다.

여성과 노화

남자들도 힘들어하는 사회생활을 하면서 한편으로는 가사와 육아도 거의 도맡아 챙겨야 하는 요즘 여성은, 이전에는 없었던 여러 스트레스와 기미·주름 등 피부 문제와 두통, 변비, 갱년기 장애 등 여성 특유의 불쾌한 증상으로 힘들어하고 있습니다.

그래서 여성은 평소부터 음식과 마음을 적절하게 관리하여 노화 방지와 젊음의 유지를 위해 노력해야 합니다. 그리고 내면적인 아름다움을 추구해야 합니다. 화장과 옷에만 신경을 쓰고, '병에 걸리면 병원에 가면 되지' 하고 겉모습만을 중시하는 여성들의 경우는 노화가 더 빨리 진척됩니다.

내면적인 아름다움을 추구하고 또 젊어지기를 바라는 사람(특히 여성)이라면 꼭 알아두어야 할 몸에 좋은 음식과 거 음식을 섭취하는 방법을 알기 쉽게 소개하는 게 이 책의 목표입니다. 단, 영양소 섭취에 지나치게 매달리다 보면 '이것도 먹어야지, 저것도 먹어야지' 하는 식이 되어 오히려 새로운 스트레스에 시달리기 십상입니다.

밥상 혁명은 어쩌면 마음 혁명을 원동력으로 하는지도 모릅니다. 먼저 마음과 스트레스 관리를 잘 하여 탄탄한 인생 목표와 삶의 보람을 설정한 뒤, 그것을 달성하기 위해서 '이런 식으로 식사를 해보자', '필요한 영양을 섭취하려면 이런 방법도 있겠구나' 하는 마음으로 이 책을 읽으시기 바랍니다.

이 책을 읽으신 분들의 밥상이 좀 더 싱싱해지고 그 덕분에 삶도 한결 젊어지고 건강해진다면 저자로서는 더 바랄 것이 없겠습니다.

사이토 에이지(齊藤 英治)

차례

젊음을 먹다

CHAPTER 1

피부 · 눈 · 모발 문제에서부터 비만까지
이 '식품'이 얼굴과 몸의 노화를 방지하고 젊게 해준다

〈건조한 피부〉 비타민 A와 콜라겐이 윤기를 되찾아 준다 21

〈여드름 · 부스럼〉 비타민과 식이섬유가 아름다운 피부를 지켜준다 24

〈기미 · 주근깨〉 멜라닌 대책에는 브로콜리가 결정적 역할을 한다 27

〈주름 · 피부 늘어짐〉 항산화 작용을 하는 비타민 E로 막아라 29

〈입술의 얼얼함〉 청국장의 힘으로 피부염을 격퇴하라 31

〈눈 밑의 다크서클 · 피로한 눈〉 무청과 블루베리로 눈가의 기운을 회복시켜라 34

〈손상된 모발〉 촉촉하고 윤기 있는 모발은 해초와 등푸른 생선으로 37

〈탈모 · 백발〉 스트레스에 의한 모발 손상에 효과가 있는 식품은? 39

〈손톱의 이상〉 단백질과 철분이 손톱을 지킨다 41

〈치아의 손상 · 충치〉 녹차로 예쁜 치아를 보존하라 44

〈치주염(잇몸병)〉 비타민류로 잇몸 염증을 확실하게 차단하라 46

〈목의 통증 · 목이 쉼〉 무와 순무가 증상을 완화시킨다 48

〈부종〉 수종은 염분의 섭취량을 줄이고 칼륨으로 대처하라 50

〈구취〉 신경 쓰이는 구취에는 카테킨과 구연산이 도움이 된다 52

〈지나치게 마른 상태〉 건강하게 살찌고 싶다면 감자, 참마, 우유를 섭취하라 54

〈지나친 비만〉 콩 제품과 곤약으로 무리 없이 비만을 해소하라 56

CHAPTER 2

어깨 결림 · 통증에서부터 불안 · 초조 · 불면증까지
불쾌한 증상을 개선하는 건강식으로 몸 안에 생기가 생긴다

〈체지방〉 캡사이신의 힘으로 지방을 격퇴하라 61

〈골다공증〉 칼슘뿐만이 아니라 이 영양소에 주목하라 63

〈변비〉 녹황색 야채 · 현미와 같은 식이섬유를 충분히 섭취하라 66

〈빈혈〉 철분의 흡수를 방해하는 의외의 물질은? 69

〈어깨 결림〉 피로의 원인이 되는 젖산을 매실과 레몬으로 해소하라 71

〈냉증〉 혈액순환을 원활하게 하고 몸을 따뜻하게 하는 식품은? 74

〈불면증〉 비타민 C와 칼슘이 당신을 숙면으로 이끈다 77

〈나른함〉 비타민 B$_1$ · B$_2$로 만성 피로를 격퇴하라 79

〈불안 · 초조〉 스트레스 대책에는 과일과 우유가 효과적 81

〈식욕부진〉 끈적끈적한 식품으로 식욕과 원기를 되찾아라 83

〈우울증〉 졸음을 쫓는 것만이 아닌 카페인의 효능 85

〈월경의 고민〉 칼슘과 마그네슘이 불쾌한 증상을 막아 준다 87

〈갱년기 장애〉 콩의 힘으로 호르몬 균형을 조절하라 90

〈위통〉 감자와 무로 위의 기능을 높여라 93

〈요로 감염증〉 미국과 유럽에 먼저 알려져 있던 크랜베리의 효능 95

〈사고 · 기억력 저하〉 DHA와 소량의 영양소로 치매를 방지하라 96

〈두통〉 혈액순환을 원활하게 하는 비타민 E가 큰 힘이 된다 99

〈요통〉 식초와 칼슘으로 척추부터 강화하라 101

〈감기 예방〉 저항력을 강하게 하는 비타민 A · C로 조기 대책을 104

〈현기증〉 몸을 차갑게 하는 가지로 현기증을 격퇴하라 106

〈설사〉 수분 공급과 부추 · 꿀이 조기 회복의 관건이다 108

CHAPTER 3

비타민류에서부터 파이토케미칼까지
건강한 몸을 유지하기 위한 영양소를 알고 있는가?

3대 영양소

당분(탄수화물) – 뇌와 신경을 움직이는 유일한 에너지원 113

지방 – 비타민의 흡수를 촉진하는 인체의 필수 영양소 117

단백질 – 건강과 미용을 지키는 신진대사에 빠뜨릴 수 없는 성분 120

5대 영양소

비타민 – 활성 산소를 없애고 노화와 생활 습관병을 예방한다 123

비타민 A – 건강한 피부와 손톱, 점막을 만들기 위한 필수 영양소

비타민 B군 – 지방 대사를 촉진시켜 피로와 거친 피부를 잡는다

비타민 C – 콜라겐의 생성을 도와 기미 · 주름을 예방한다

비타민 E – 비타민 C와 더불어 과산화지질을 격퇴한다

미네랄 – 신체 기능을 조절하여 몸을 건강하게 유지해 준다 134

철분 – 빈혈을 예방하고 그에 동반되는 불쾌한 증상을 완화한다

칼슘 – 골다공증뿐만 아니라 무서운 생활 습관병도 예방한다

6대 영양소

식이섬유 – 장내를 청소하여 변비와 대장암을 예방한다 141

7대 영양소

파이토케미칼 — 항산화 작용을 하여 노화와 스트레스를 예방한다 145

리코핀 — 암을 예방하며 기미·주근깨도 막아 준다

이소플라본 — 갱년기의 힘든 증상을 완화해 준다

카테킨 — 콜레스테롤 수치를 내리고 암을 예방한다

참깨 리그난 — 강력한 항산화 작용으로 아름다운 피부를 지켜 준다

CHAPTER
4

식품의 선택 방법에서부터 섭취 방법까지

식품과 건강 상식에 대해서 잘못 알고 있지는 않은가?

올리브유를 많이 섭취해도 나쁘지 않나? 157

사과는 껍질째 먹는 것이 좋은가? 160

커피가 다이어트에 효과가 있다? 162

끈적끈적한 식품이 좋은 이유는? 164

자일리톨 껌은 왜 충치 예방에 좋은가? 167

다이어트 중 초콜릿은 N·G? 170

생 야채와 절인 야채 중 비타민이 많은 쪽은? 173

꿀이 미용에 좋다고 하는 이유는? 176

현미보다 먹기 편하고 백미보다 영양가가 높은 쌀은? 179

미용에도 효과가 있고 건강에도 좋은 스낵 과자는? 182

오래 씹어 생기는 미용 효과는? 184

철분을 효과적으로 섭취하는 방법은? 187

피로 회복에 왜 식초를 권하는가? 189

영양이 풍부한 외식 메뉴의 선택 방법은? 192

제철 야채와 하우스 재배 야채의 건강 효과는 어떻게 다른가? 194

맥주는 비만의 원인이 되지 않는다? 197

술은 백약의 으뜸, 만병의 근원? 200

CHAPTER
5

보조 식품에서 스파이스, 허브까지
몸에 좋은 보조 식품이 당신의 몸을 건강하게 만든다

보조 식품의 미용 · 건강 효과 205

식물 자체의 영양소가 감소하고 있다 205

효과적인 보조 식품의 섭취 방법은? 207

보조 식품을 잘 보존하기 위해서는? 209

보조 식품으로 영양을 충분히 섭취할 수 있는가? 210

복용량을 지키지 않으면 이런 부작용이 212

물의 미용 · 건강 효과 215

　물을 많이 마심으로써 얻을 수 있는 효능은? 215

　수돗물보다 미네랄 워터가 더 안전한가? 217

　경수가 변비 · 다이어트에 좋은 이유 219

　탄산가스가 들어 있는 미네랄 워터는 피로를 풀어 준다 220

　인기 있는 니어워터는 정말 몸에 좋은가? 222

스파이스, 허브의 미용 · 건강 효과 224

　스파이스, 허브의 강력한 노화 방지의 힘은? 224

　옛날부터 전해 내려온 향신료들 226

　칼슘 함유량은 식품 중에서도 최고 229

　여성에게 좋은 허브 - 사프란 230

　여성에게 좋은 허브 - 로즈힙 231

1

피부, 눈, 모발 문제에서부터 비만까지

이 '식품'이 얼굴과 몸의 노화를 방지하고 젊게 해준다

건조한 피부

비타민 A와 콜라겐이 윤기를 되찾아 준다

겨울에는 피부가 건조해지기 쉽습니다. 게다가 춥다고 난방기까지 틀어놓으면 더욱더 방이 건조해져 세안 후에 화장수와 유액을 발라도 피부가 꺼칠꺼칠해지고 맙니다.

또 나이를 먹으면 젊의 때의 윤기 있는 피부를 유지하는 것이 상당히 어려워집니다. 냉·난방기 때문에 겨울뿐만 아니라, 1년 내내 피부가 거칠어져 고민하는 사람도 많을 것입니다.

그러나 '나이가 나이니까', '건조한 계절이니까'라며 포기할 필요는 없습니다. 건조한 피부는 식생활을 바꿈으로써 어느 정도 개선할 수 있습니다. 그러려면 녹황색 야채를 많이 섭취하는 것이 최선의 방법입니다.

시금치와 당근, 단호박 등의 녹황색 야채에는 체내에서 비타민 A로 활동하는 카로티노이드(카로틴)가 많이 함유되어 있습니다. 비타민 A는 피부에 윤기를 주는 영양소로, 건조한 피부 때문에 고민하고 있는 사람들에게 엄청난 도움을 줍니다.

또 녹황색 야채에는 비타민 A 이외에도 비타민 B$_2$, 비타민 C, 비타민 E, 식이섬유, 철분 등 피부 건강에 좋은 영양소가 많이 함유되어 있습니다.

야채라고 해봐야 양상추와 오이 등을 이용한 담색 야채 샐러드뿐인 식생활을 하다 보면, 이들 중요한 영양소가 부족해지고 맙니다.

단순한 샐러드라도 담색 야채뿐만 아니라, 소금물에 데친 시금치이나 전자레인지로 가열한 단호박과 당근 등 녹황색 야채를 적극적으로 사용하십시오.

카로틴 함유량

(μg/100g)

담색 야채		녹황색 야채	
양배추	50	당근	9100
배추	99	단호박	4000
파	14	청피망	400
콜리플라워	18	파슬리	7400
잎 없는 무	0	시금치	4200
잎 없는 순무	0		

또 하나, 피부가 건조해지는 것을 막기 위해서는 피부의 주요 구성원인 단백질도 잊어서는 안 됩니다. 우리들의 피부에는 콜라겐이라

는 단백질이 세포조직을 연결시키고 있는데, 이 콜라겐이 보습성을 높여 싱싱한 피부를 지켜 주는 활동도 하고 있습니다.

콜라겐은 고기와 생선의 뼈와 껍질 등에 함유되어 있는 젤라틴질로, 차게 하면 젤리처럼 굳어집니다. 소고기의 정강이살, 닭고기의 뼈가 붙어 있는 닭다리 윗부분과 날개 부위, 생선의 뼈와 껍질에서 콜라겐을 많이 섭취할 수 있습니다.

이들 부위를 싫어하거나 지방을 지나치게 섭취하는 것이 걱정된다면 닭뼈를 우려서 국물을 만들면 좋습니다. 또 콜라겐 그 자체는 아니지만, 단백질과 비타민 C를 함께 섭취하면 체내에서 콜라겐을 합성할 수 있는 가능성도 높아집니다.

예를 들어, 닭 가슴살은 고단백 저지방으로 아주 좋은 것이지만 콜라겐은 많지 않습니다. 그러나 레몬즙을 곁들어 먹거나 야채를 함께 많이 먹는 등 비타민 C를 충분이 섭취하면 콜라겐이 만들어집니다. 또 콜라겐의 생성에는 구리가 도움이 되기 때문에 구리가 풍부하게 함유된 버섯을 곁들여 먹어도 좋을 것입니다.

여드름 · 부스럼

비타민과 식이섬유가 아름다운 피부를 지켜 준다

여드름은 사춘기에나 생기는 건 줄 알았는데, 사춘기가 훨씬 지난 후에 난 칙칙한 여드름으로 고생하는 사람도 많을 것입니다.

이렇게 어른이 된 후에 여드름이 생기는 것에는 이유가 있습니다. 현대 여성의 생활은 일과 가사, 육아에 쫓겨 스트레스가 쌓이기 쉽고, 또 그것이 피부에도 부담을 주게 됩니다.

혹시 과중한 업무로 스트레스가 쌓여 있지 않습니까? 또 바쁜 나머지 패스트푸드만 먹거나 수면 시간을 줄이고 있지는 않습니까?

여드름이 생긴 얼굴에 화장을 계속하면 여드름은 악화될 뿐입니다. 즉 어른의 여드름은 고치기 어려운 환경에 있습니다. 그러므로 빨리 대책을 세우는 편이 좋습니다.

먼저 식생활을 점검하고 영양 섭취에 있어 치우침이 없는지 확인해 보십시오. 여드름과 부스럼을 치료하려면, 균형 잡힌 영양식을 취하는 동시에 비타민 B군과 비타민 E, 식이섬유를 섭취하는 것이 중요합니다.

　비타민 B군은 피부와 관계가 깊은 비타민이며, 여드름과 부스럼에 효과적입니다. 어른의 여드름은, 스트레스에 의한 각질의 이상으로 모공이 좁아진 곳에 피지가 가득 차고 더러움이 쌓여, 결국 세균이 번식하여 염증을 일으킨 것입니다. 이때 비타민 B6는 피지의 과잉 분비를 막고, 비타민 B2는 피부의 염증을 막아 줍니다.

　비타민 B2는 우유와 유제품 · 간 · 청국장 · 녹황색 야채 · 장어 · 정어리 · 돼지고기 등에 풍부하고, 비타민 B6는 꽁치 · 정어리 · 연어 · 고구마 · 바나나 등에 풍부하게 함유되어 있습니다.

　비타민 B군은 수용성이라 몸에 많이 저장해 둘 수 없기 때문에 매일 적당한 양을 섭취하는 것이 중요합니다.

　또 여성 호르몬의 균형이 무너지면 여드름이 생기기 쉬운데, 비타민 E는 여성 호르몬의 분비를 안정시킵니다. 비타민 E는 견과류와 아

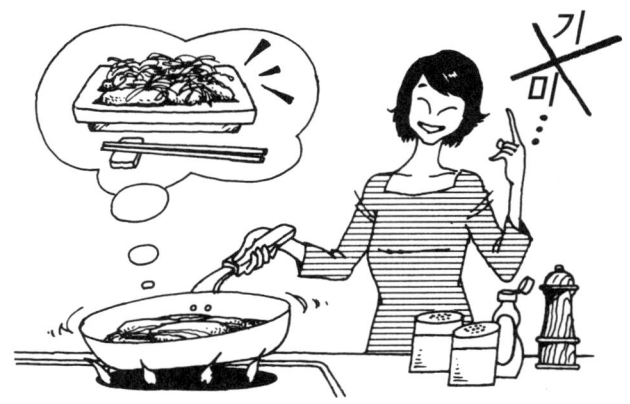

보카도, 송어, 대구알에 많이 함유되어 있습니다.

이 비타민들을 많이 섭취할 수 있는 메뉴로는, 소금과 후추로 양념한 정어리를 참기름에 굽고 강판에 간 무즙이나 청자소靑紫蘇, 생강등의 양념을 곁들인 것을 들 수 있습니다.

디저트나 간식의 경우, 스낵 과자류는 먹지 말고 간단하게 손수 만든 메뉴를 생각해 보면 좋을 것입니다. 예를 들어, 찐 고구마와 바나나에 요구르트를 곁들이고 아몬드를 뿌리면 간단한 디저트가 됩니다.

변비가 여드름의 원인일 때에는 식이섬유가 효과적입니다. 식이섬유를 섭취하면 변비가 해소되어 장 속이 깨끗해지기 때문에 피부에도 독소가 쌓이지 않게 되고 여드름도 생기기 어려워집니다. 식이섬유는 곡류와 야채, 해초 등 식물성 식품에 함유되어 있으며, 특히 버섯류와 우엉 등에 풍부하게 함유되어 있습니다.

이런 영양분들을 충분히 섭취해 주면서, 아침을 거르거나 잠을 적게 자는 등 불규칙한 생활을 하고 있는 사람은 반드시 생활 습관을 개선해야 할 필요가 있습니다.

기미 · 주근깨

멜라닌 대책에는 브로콜리가 결정적 역할을 한다

여름에 바닷가에서 일광욕을 하고 난 뒤 갑자기 기미가 생기거나 주근깨가 짙어지는 일이 있습니다. 또 나이를 먹음에 따라 젊었을 때에는 없었던 기미가 눈에 띄고, 갑자기 늘어난 기미를 발견하며 거울 앞에서 깜짝 놀란 경험이 있는 사람도 많을 것입니다.

흔히 화장품의 겉표지를 보면 '이 화장품은 기미와 주근깨에 효과가 있습니다'라고 적혀 있기 때문에 기미와 주근깨가 비슷한 것이라고 생각하기 쉽지만, 사실은 전혀 다른 것입니다. 주근깨가 유전적으로 생기는 것에 비해, 기미는 후천적인 것이며 유전과는 관계가 없습니다. 단지 공통점은 둘 다 자외선의 영향으로 멜라닌 색소가 침착하여 생긴다는 것입니다.

멜라닌은 인간의 표피 세포에 있는 '멜라노사이트'라는 색소세포에 의해 생성되어 자외선에 의해 만들어진 활성 산소를 제거하여 줍니다. 그러나 자외선의 자극이 지나치게 강해서 멜라닌이 과잉 생성되거나, 피부의 신진대사가 원활하지 않아 오래된 멜라닌이 언제까지고 남아 있으면 기미가 되고 맙니다.

한번 생긴 기미를 없애는 것은 상당히 어렵습니다. 그러나 기미가 생기는 것을 막거나 이미 생긴 기미를 서서히 엷게 할 수는 있습니다. 주근깨도 마찬가지입니다. 그러려면 모든 영양소를 균형 있게 섭취할 필요가 있으며, 그 중에서도 중요한 것은 비타민 A와 C, 그리고 비타민 E입니다.

비타민 A가 부족하면 피부의 신진대사가 원활하지 못하게 되어 기미의 원인이 되기 쉽습니다. 따라서 비타민 A를 충분히 섭취하여 피부 세포의 신진대사를 원활히 하면, 기미는 생기기 어려워지고 주근깨는 쉽게 엷어집니다.

비타민 C는 멜라닌이 생성되는 것을 억제하여 색소 침착을 막아줍니다. 그리고 비타민 E는 혈액순환을 좋게 하며, 비타민 A와 마찬가지로 신진대사를 활성화시키는 작용을 합니다.

이 3가지를 풍부하게 함유한 식품이 브로콜리입니다. 브로콜리는 식이섬유도 풍부하게 함유하고 있으니 많이 섭취하십시오. 또 피망도 비타민 A와 C가 풍부한 식품입니다. 비타민 C는 보통 열에 약한데, 피망의 비타민 C는 불을 가해도 손실이 적습니다.

이 밖에 채썬 당근과 양파에 잘게 썬 키위를 곁들여 샐러드를 만들어 먹어도 이 3종류의 비타민을 섭취할 수 있습니다.

주름 · 피부 늘어짐

항산화 작용을 하는 비타민 E로 막아라

아직 젊다고 생각했었는데 어느새 눈매에 주름이 생겼다든지, 매일 손님을 접하는 업무로 인해 웃음 짓다 보니 생긴 주름이 잘 없어지지 않는다든지 하는 경험을 해보신 분이 많을 것입니다.

이런 주름은 젊을 때부터 생기는 경우가 많습니다. 이처럼 갑자기 얼굴이 늙어 버린 것처럼 보이면 쇼크를 받을 수도 있고, 그 이후에도 더 주름이 늘어나면 어떻게 해야 할지 고민이 되기도 합니다. 그러다 더 세월이 흐르면 잔주름이 늘어나고 피부 전체가 늘어져 얼굴이 점점 노화되어 갑니다. 아무리 짙은 화장을 한다고 해도 주름과 늘어진 피부까지는 숨길 수가 없습니다.

여성의 외견상 나이를 크게 좌우하는 주름과 피부의 늘어짐을 어떻게 막을 수는 없을까요?

주름이 생기는 것은, 항상 같은 표정을 짓는 것이 하나의 원인이 되기도 하지만, 햇볕이 가장 큰 원인이라고 말할 수 있습니다. 오랫동

안 자외선을 쬐어 피부가 혹사 당하는 동안에 탄력이 떨어져 주름이 생기기 쉬워집니다.

이를 방지하기 위해서는, 자외선에서 만들어지는 과산화지질 분해 영양소를 충분히 섭취하는 게 좋습니다. 항산화 작용을 하는 영양소는 많이 있지만, 특히 비타민 E가 주름과 피부 늘어짐을 예방하는 데 효과가 큽니다.

야채 중에서 비타민 E를 가장 풍부하게 함유하고 있는 것이 단호박입니다. 단호박은 비타민 A, 비타민 B2, 비타민 C, 식이 섬유 등 미용에 좋은 영양소도 풍부하게 함유하고 있습니다.

과일 중에서는 아보카도가 비타민 E를 많이 함유하고 있습니다. 또한 아보카도는 비타민 A와 비타민 C는 적지만, 비타민 B군은 많이 함유하고 있습니다. 여러 가지 영양소의 종합적인 기능을 하며, 잔주름과 피부가 거칠어지는 것을 예방해 줍니다.

간식으로는, 비타민 E가 많은 아몬드와 땅콩 등 견과류를 권합니다. 단, 견과류는 칼로리가 높기 때문에 지나치게 먹으면 비만으로 연결되므로 주의하시길 바랍니다.

주름을 예방하기 위해서는 피부의 수분을 유지하는 것이 중요하며, 그러기 위해서는 수분을 충분히 섭취하여야 합니다. 즉 식사 시간 이외에도 자주 물을 마시도록 하십시오. 또 과음은 탈수 상태를 초래하여 주름의 원인이 되기 쉬우므로 음주는 삼가는 편이 좋습니다.

주름과 피부 늘어짐은 얼굴뿐만 아니라 몸 전체의 문제입니다. 비타민 E와 수분 섭취는 손발의 주름 예방에도 도움이 됩니다.

입술의 얼얼함

청국장의 힘으로 피부염을 격퇴하라

감기로 열이 날 때나 감기가 나은 직후에 입술의 양끝이 저리고 얼얼한 느낌을 경험해 본 적이 없습니까? 또는 병에 관계없이 가끔 입술의 양끝이 갈라진 경험을 해본 적은 없습니까?

이는 '구각염'이란 염증으로 상당히 아프며, 거울을 보면 입술의 양끝에 상처가 난 것처럼 되어 보기 흉합니다. 그냥 며칠 지나면 자연히 낫는 경우도 있지만, 업무상 바빠 수면 부족이 계속되면 점점 더 그 통증이 심해져 짜증이 납니다.

이 구각염은 비타민 B_2가 부족하면 발생하기 쉽습니다. 만약 병을 앓고 있는 것도 아닌데 가끔씩 구각염에 걸리는 사람이 있다면, 영양의 균형이 무너져 비타민 B_2가 부족한 것이라고 생각해도 좋습니다.

비타민 B_2는 '항피부염 비타민'이라고 불릴 정도로, 피부의 면역력을 높이기도 하고, 피부 염증을 막는 작용도 합니다. 구각염에 쉽게 걸리는 사람은 요구르트 · 장어 · 청국장 · 간 등 비타민 B_2가 풍부한 식품을 의식적으로 먹는 것이 좋습니다.

비타민 B2는 동물성 식품에 많기 때문에, 동물성 지방을 피하고 싶은 사람이나 채식주의자의 경우에는 청국장을 먹으면 좋습니다. 비타민 B2는 청국장의 원료인 콩에는 별로 함유되어 있지 않지만, 청국장에 들어 있는 균이 만들어내기 때문에 청국장에는 풍부하게 함유되어 있습니다.

입의 염증에는 이 구각염 이외에도 입술과 입 속, 혀가 빨갛게 붓는 '구순염', '구내염', '설염' 등이 있습니다. 모두 음식을 먹을 때 아프고 상당히 괴롭습니다.

이들 염증은 비타민 B2 이외에 비타민 B6와도 관계가 있습니다. 청국장에는 비타민 B2와 B6가 모두 함유되어 있기 때문에 이들 염증의 예방에도 효과적입니다. 또 비타민 B6는 꿀과 바나나에도 풍부하게 함유되어 있기 때문에, 요구르트에 꿀을 넣어 먹든지 요구르트를 바나나에 곁들여 먹으면, 비타민 B2와 함께 비타민 B6를 섭취할 수 있습니다.

입술이 갈라지며 건조해서 힘든 경우도 있습니다. 입술 크림을 바르면 일시적으로 낫지만 시간이 지나면 다시 꺼칠꺼칠해지기 때문에, 외출 시에는 항상 입술 크림을 다시 발라야 합니다.

이는 겨울 등 공기가 건조할 때 발생하기 쉬운 문제이지만, 별로 건조한 계절이 아닌데도 입술이 꺼칠꺼칠하면 피부가 건조할 때와 마찬가지로 비타민 A 부족이 원인일 수 있습니다. 이런 경우에는 녹황색 야채를 먹어 비타민 A를 충분히 섭취하십시오.

또 염증은 생기지 않았지만 입술 색이 이상하게 하얀 경우에도 주의를 해야 합니다. 입술은 피부가 얇아 현재의 건강 상태를 쉽게 드러내기도 합니다. 하얀 입술은 빈혈이 있을 수 있다는 증거이므로, 항상 철분이 부족하지 않도록 주의하십시오.

눈 밑의 다크서클·피로한 눈

무청과 블루베리로 눈가의 기운을 회복시켜라

컴퓨터에 매달려 일하다 보면 눈이 피로해지고 일하는 도중에 눈이 침침해지는 경우도 있습니다. 게다가 여성은 일과 가사를 양립해야 하기 때문에 수면 부족에 걸리기 쉽습니다. 그러다 문득 거울을 보면 눈이 빨갛게 충혈되고, 또 눈 밑에는 보기 흉한 다크서클이 생기고 맙니다.

사무실에서 잠시 쉴 여가도 없이 일하는 여성에게 눈이 피로해지는 것은 피할래야 피할 수 없는 고민일 것입니다.

눈 밑의 다크서클은 피로가 쌓여 혈액순환이 나쁠 때 생깁니다. 눈 주위 특히 눈 꺼풀 주위는 피부가 얇아 혈액순환의 상태가 또렷하게 밖으로 나타나게 됩니다. 이 다크서클을 예방하기 위해서는 딸기와 감귤류, 감자, 무청 등 비타민 C가 풍부한 식품을 섭취하는 것이 좋습니다.

피로한 눈에는 비타민 C 이외에 비타민 A, 비타민 B군, 아미노산의 일종인 타우린과 안토시아닌 등도 효과가 있습니다. 비타민 A는 건조하여 상처 입은 각막을 낮게 하는 효과도 있고, 타우린은 눈이 침침해지는 것과 충혈을 낮게 하고, 눈이 피로하여 저하된 시력을 회복시켜 주는 작용도 합니다.

또 눈이 피로하면 눈가에 잔주름이 생기기 쉬운데, 비타민 B는 이 잔주름을 없애는 효과가 있습니다. 비타민 A와 B군, C를 풍부하게 함유하고 있는 뛰어난 식품이 무심코 버리는 무청입니다. 타우린은 오징어와 문어, 가리비 등에 풍부하게 함유되어 있기 때문에, 오징어 찌개에 무청을 넣어 끓이면 눈에 좋은 네 가지 영양소를 모두 섭취할 수 있습니다.

또 당근과 감자로 포타쥬 수프(걸쭉한 수프)를 만들어 먹으면 비타민 A와 C를 많이 섭취할 수 있으며, 주 요리로 가리비 버터구이에 우유로 만든 화이트 소스를 곁들이면 타우린과 비타민 B도 섭취 할 수

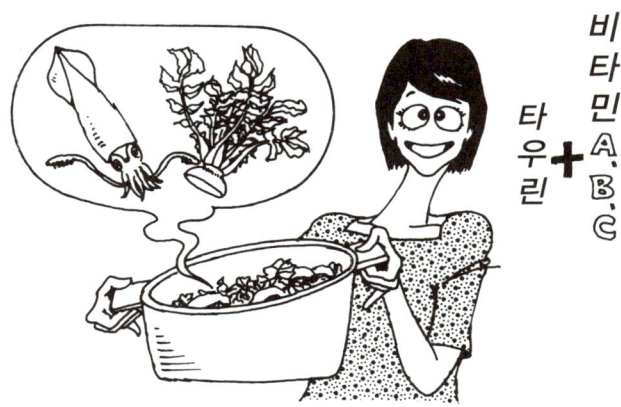

있습니다.

식후의 디저트로는 안토시아닌을 풍부하게 함유하고 있는 블루베리와 비타민 A가 풍부한 망고를 먹으면 좋습니다. 블루베리는 그냥 먹는 것보다 블루베리 소스나 블루베리 잼을 요구르트에 넣어 섞으면 먹기 편합니다.

또 안토시아닌은 피로하여 저하된 시력을 회복시켜 주는 효과도 있습니다. 이 효과는 먹고 나서 4시간 정도 지나면 나타나며, 약 2시간 지속됩니다. 일하는 도중에 시력이 떨어져 힘든 사람은 매일 블루베리를 먹으면 좋습니다.

이 밖에 살구와 열대 과일에도 눈에 좋은 영양소가 풍부하게 함유되어 있습니다.

수정체가 탁해져 악화되면 실명할 위험도 있는 무서운 눈병에는, '백내장'과 안구의 압력이 지나치게 올라가는 '녹내장'이 있는데, 이 둘 다 노화와 동반하여 발생하기 쉽습니다. 의사의 치료가 필요하지만, 어느 정도는 영양소가 예방과 증상의 개선을 돕는다고 합니다.

비타민 C와 비타민 A를 충분히 섭취하고 있는 사람은 이런 병에 쉽게 걸리지 않는다고 하니, 역시 앞에서 열거한 눈에 좋은 식품을 적극적으로 섭취하는 것이 좋습니다.

손상된 모발

모발이 손상되어 부스스해지고 헤어스타일이 예쁘게 완성되지 않는다, 오랜 시간 정성을 들여 드라이기로 머리 모양을 매만지고 있어도 드라이기의 뜨거운 바람 때문에 점점 더 모발이 손상되는 것 같아 걱정이 된다, 친구의 촉촉하고 윤기 있는 모발이 너무 부럽다…….

이런 사람은 식생활을 개선함으로써 윤기 있고 생기 있는 모발을 가질 수 있습니다.

모발의 구성분은 유황을 함유하고 있는 단백질이기 때문에, 먼저 단백질이 풍부한 어패류 · 콩류 · 참깨 · 오트밀 등을 하루 세 번의 식사 때마다 골고루 섭취하는 것이 좋습니다. 몸에 필요한 아미노산을 효율 있게 섭취하기 위해서는, 콩과 쌀 등 식물성 단백질과 생선 등 동물성 단백질을 반반씩 섭취하는 것이 좋습니다.

특히 신선한 등푸른 생선은 단백질원이 될 뿐만 아니라 필수 지방산도 풍부하고, 모근에 영양을 운반하는 혈관을 생기 있게 지켜 주기 때문에 적극 추천합니다.

등푸른 생선 중에서도 정어리와 고등어는 요오드가 풍부합니다. 요오드는 다시마 · 미역 · 톳 등의 해초에 풍부하게 함유되어 있는 영양소로, 갑상선 호르몬의 주 요소입니다. 따라서 해초류를 충분히 섭취하면 신진대사가 원활해져 몸 상태가 좋아지고, 모발에도 윤기와 생기를 줍니다.

부스스해지는 모발이 걱정되는 사람은 등푸른 생선에 있는 양질의 단백질과 요오드를 충분히 섭취하도록 하십시오.

물론 식생활을 개선하여 아름다운 모발을 가지기 위해서는 조금 시간이 필요합니다. 모발 그 자체는 더 이상 세포분열을 하지 않기 때문에, 모발 끝의 이미 손상된 부분은 좋아지지 않기 때문입니다

요컨대 머리털이 살아 있는 것은 모근까지입니다. 그러므로 단백질과 요오드가 풍부한 식사를 꾸준히 하다 보면, 새롭게 자라는 모발은 촉촉하고 생기 있는 모발이 될 것입니다.

거울을 보고 머리를 빗고 있는데 어느새 늘어난 백발에 깜짝 놀라거나, 머리를 감거나 빗고 있을 때 이상하게 머리카락이 많이 빠진다고 느껴 본 적이 없습니까?

개인 차는 있지만 나이를 먹으면 누구나 백발이 늘어나고 머리카락이 빠지게 됩니다. 하지만 아직 젊은데 백발이 생기거나 머리카락이 빠지는 경우도 있습니다.

백발과 탈모를 막기 위해서는, 손상된 모발의 경우와 마찬가지로 양질의 단백질과 요오드를 충분히 섭취하는 것이 필요하며, 스트레스에 대한 대책도 강구해 봐야 합니다.

스트레스에 효과가 있다고 알려진 영양소에는, 초조감을 진정시키는 칼슘, 항스트레스 호르몬의 분비를 원활하게 하는 비타민 C, 피로 회복을 촉진하는 비타민 B$_1$, 같은 비타민류의 하나로 항스트레스 호르몬을 만들어 스트레스에 대한 저항력을 키우는 판토텐산 등이 있습니다.

요오드가 많은 식품으로는 바로 해초를 떠올리게 되는데, 미역에는 칼슘과 비타민 B_1도 풍부하게 함유되어 있습니다. 역시 미역은 모발에 매우 좋은 식품이라고 말할 수 있습니다. 옛날부터 '미역을 먹으면 윤기 있는 검은 모발을 오랫동안 유지할 수 있다'고 전해져 왔는데, 이는 미신이 아닙니다.

또 간과 알밴 가자미, 송어, 청국장, 아보카도에도 판토텐산이 풍부하게 함유되어 있습니다. 이들 식품을 비타민 C가 많은 과일 · 야채와 병행하여 식사 메뉴로 만들어 보시길 권합니다.

스트레스에 저항하여 빈혈을 막아 주는 데에는 과일의 일종인 리치가 좋습니다. 리치는 비타민 C, 구리, 엽산 등이 풍부합니다. 리치는 사과나 귤만큼 시중에 나오지는 않지만, 슈퍼에서 발견하면 적극적으로 구입하여 드시길 권합니다.

탈모와 백발의 또 다른 원인으로, 비타민 B군인 비오틴의 부족을 들 수 있습니다. 비오틴은 간, 특히 닭의 간에 많이 함유되어 있습니다. 간에는 판토텐산도 풍부하기 때문에 백발을 방지하는 영양소를 둘 다 섭취할 수 있습니다.

손톱의 이상

단백질과 철분이 손톱을 지킨다

흔히 '손톱은 건강의 척도'라고 말합니다. 병에 걸리면 손톱에 줄이 생기고, 중증 천식이나 심장 질환에 걸리면 산소 부족 때문에 청색증이 생겨 손톱이 자색이 됩니다. 그저 손톱을 보는 것만으로 숨겨진 병을 알기도 하고, 몸 상태를 짐작할 수도 있습니다.

병은 아니지만 영양 부족으로 손톱의 색과 모양이 나빠지거나 약해지기도 합니다. 그러나 무엇보다도 손톱의 색이 흰빛을 띠거나, 줄이 많이 생긴다거나, 돌비늘처럼 얇게 벗겨지면, 여성으로서 부끄러운 일이 아닐 수 없습니다. 아무리 예쁘게 매니큐어를 발라도 손톱의 모양이 나쁘거나 손톱에 줄이 생긴 것까지 숨길 수는 없기 때문입니다.

건강하고 예쁜 손톱을 가진 사람을 보고 부럽다고 생각한 적은 없습니까?

예쁜 손톱을 가지기 위해서는 손톱 상태를 보고 부족하다고 생각되는 영양소를 식사로 보충하십시오.

손톱이 흰빛을 띠거나 줄이 생기는 이유는, 주로 빈혈이나 단백질이 부족하기 때문입니다. 특히 고기와 생선 등의 단백질이 부족하면 손톱이 흰빛을 띠게 됩니다.

빈혈에 걸리면 손톱에 함유되어 있는 철분이 부족해지기 때문에 손톱에 둥근 모양이 없어지고 평평해지며, 더 진행되면 스푼처럼 뒤로 젖혀진 모양이 되는 경우도 있습니다.

손톱이 약해져 갈라지거나 돌비늘처럼 얇게 벗겨지는 경우에는 비타민 부족을 의심해 보십시오.

영양 부족으로 손톱에 나타나는 증상

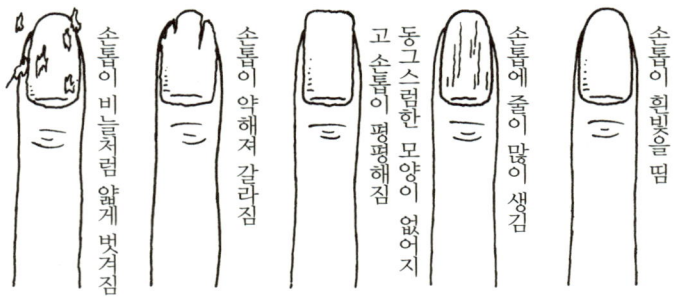

손톱이 비늘처럼 얇게 벗겨짐

손톱이 약해져 갈라짐

동그스름한 모양이 없어지고 손톱이 평평해짐

손톱에 줄이 많이 생김

손톱이 흰빛을 띰

다이어트를 하고 있는 사람과 채식 중심의 식생활을 하고 있는 사람의 손톱에는 이런 이상이 나타나는 경우가 많습니다. 고기 · 생선 · 간과 함께 비타민 C가 풍부한 야채 · 과일을 먹도록 하십시오.

또 칼슘과 철분을 동시에 섭취하고 싶으면, 적포도주에 담가 먹기 편하게 말린 자두를 요구르트에 넣어 디저트로 만들어 먹어도 좋습니다.

영양 부족이 아닌데도 손톱이 약한 사람의 경우는, 비타민 B군인 비오틴을 섭취함으로써 튼튼한 손톱을 만들 수 있습니다. 간 요리를 먹으면 단백질과 철분, 비오틴을 풍부하게 섭취할 수 있습니다. 이외에 달걀 노른자·콩·우유·콜리플라워·땅콩 등에도 비오틴이 많이 함유되어 있으므로, 손톱이 걱정되는 사람에게 권하고 싶습니다.

치아의 손상·충치

녹차로 예쁜 치아를 보존하라

보이지 않는 것 같지만 의외로 눈에 띄는 것이 치아입니다. 대화를 나누고 있을 때 입매가 예쁘다고 느끼게 하는 여성의 대부분이 예쁜 치아를 가지고 있습니다. 치아를 예쁘게 보존하면 표정도 생동감이 넘치고 건강하게 보입니다. 그러려면 치아를 튼튼하게 하는 것과 충치를 막는 것이 가장 중요합니다.

치아를 구성하고 있는 것은 칼슘인데, 칼슘을 흡수하려면 비타민 D가 필요합니다. 또 치아 표면의 에나멜질을 만들려면 비타민 A, 그 안쪽의 상아질을 만들려면 비타민 C가 필요합니다. 치아에 좋은 식품으로는 마른 멸치와 생선 조림을 들 수 있습니다. 멸치는 뼈째 먹기 때문에 칼슘이 풍부하고, 씹는 느낌이 있는 식품은 치아를 튼튼하게 합니다.

충치를 막으려면, 치아를 튼튼하게 하는 식품을 섭취하는 동시에, 식사 후에 녹차를 마시면 좋습니다. 식사 후에 마시는 녹차는 마음을 안정시킬 뿐만 아니라, 입 속의 음식 찌꺼기를 씻어 없애기도 하고, 타액의 활동을 도와주기도 합니다.

영양소를 봐도 엽차에 함유되어 있는 카테킨에는 살균 작용이 있으며, 충치의 원인이 되는 충치균을 퇴치시켜 줍니다. 충치균은 치아 표면에 쌓인 치구로 증식하는데, 카테킨은 치구의 원인이 되는 물질이 만들어지는 것도 막아 줍니다.

또 녹차에는 불소도 함유되어 있습니다. 불소는 치과 의사의 치료에 사용되기도 하고, 치약에도 배합되어 있습니다. 불소는 극히 적은 양으로도 치아의 에나멜질을 강화하여 충치를 예방하기도 하며, 뼈를 튼튼하게 합니다. 녹차를 마시면 입 안의 불소 농도가 높아져 치아의 에나멜질이 강화됩니다.

불소는 녹차 이외에 마른 멸치나 보리새우에도 함유되어 있지만, 마시는 즉시 바로 입 속에 퍼지는 녹차가 가장 간편하고 효과적입니다. 식후에는 녹차를 마시고 양치질하는 습관을 들여 예쁜 치아를 보존하도록 하십시오.

또 신선한 무즙에는 비타민 C가 많이 함유되어 있고, 비타민 C는 항괴혈병 약으로 잇몸의 출혈을 억제하는 특효약입니다. 잇몸병 예방에도 비타민 C가 도움이 됩니다.

예들 들어, 삼겹살 구이에 강판에 간 무즙을 곁들여 현미밥과 야채 샐러드를 함께 먹으면 좋을 것입니다.

성인의 대다수가 잇몸병에 걸려 있다고 합니다. 악화를 방지하기 위해서라도 이들 영양소를 충분히 섭취하시길 바랍니다.

치주염(잇몸병)

비타민류로 잇몸 염증을 확실하게 차단하라

치아는 물론 잇몸도 예쁘게 보존하시기를 바랍니다. 핑크색을 띤 단단한 잇몸을 가졌다면 웃는 얼굴도 훨씬 더 멋지게 보일 것입니다.

잘 알려지지 않은 사실이지만, 여성이 남성보다 잇몸병에 걸리기 쉽다고 합니다. 사실 잇몸병에는 여성 호르몬이 관련되어 있습니다.

여성의 잇몸은, 사춘기 이후 여성 호르몬이 다량 분비되게 되면, 혈액순환이 원활하게 되어 자극에 민감해집니다. 또한 월경 전에는 프로게스테론이 증가하는데, 이 때문에 잇몸에 염증이 생기기 쉬워집니다.

잇몸 염증이 진행되면 치아를 지탱하고 있는 뼈로까지 염증이 퍼져 나갑니다. 결국 뼈가 녹아 치아를 지탱할 수 없게 되어 치아가 흔들리거나 빠지게 됩니다. 여성의 경우 여성 호르몬 때문에 잇몸에 염증이 쉽게 생기게 되고, 그래서 잇몸병이 진행되기 쉽습니다.

그중에서도 임신중인 여성과 갱년기 여성이 더 잇몸병에 걸리기 쉽습니다. 임신중인 여성은 여성 호르몬이 증가하기 때문에, 입 속의 세균이 여성 호르몬을 영양소로 삼아 급격히 증식하여 잇몸에 염증을 일으킵니다.

갱년기에도 잇몸병이 급격하게 진행되기 쉬운데, 잇몸병 때문에 앞니가 돌출하거나 치아가 잇따라 빠져서 입매가 보기 싫게 변하는 여성도 있습니다. 또 그렇게까지 되진 않더라도, 음식을 먹을 때 잇몸에서 피가 나오거나 구취로 힘들어질 수 있습니다.

갱년기에는 그렇지 않아도 몸과 마음이 늙어 가는 시기인데, 치아마저 잃게 되면 슬픈 일입니다. 잇몸병 때문에 치아의 균형이 무너지면, 얼굴에 주름이 생기기 쉽습니다.

이 잇몸병은 잇몸 염증 이외에 충치와 치석(치구가 석화된 것) 때문에 진행되는 경우도 있습니다. 또 여성 호르몬이나 나이뿐만이 아니라, 불규칙한 생활과 스트레스·흡연·식생활·당뇨병에 의해 악화되는 경우도 있고, 생활 습관병 때문에 진행될 수도 있습니다.

그러므로 잇몸병을 예방하기 위해서는, 양치질을 자주해서 치아를 보호하는 동시에 생활 습관을 재검토하는 것이 필요합니다. 물론 영양소도 중요한 요인이 됩니다.

잇몸병은 비타민 B군과 비타민 C 등이 부족하면 발생하기 쉽습니다. 브로콜리와 감귤류 등 비타민 C를 많이 함유하고 있는 야채와 과일, 또 돼지고기·간·현미 등 비타민 B군이 풍부한 식품을 적극적으로 섭취하도록 하십시오.

목의 통증 · 목이 쉼

무와 순무가 증상을 완화시킨다

아이가 장난만 쳐 그만두게 하려고 고함치는 사이에 목이 그만 잠기고 말았다, 목이 아픈데 전화가 걸려와 말을 하려고 하니 마치 할머니의 목처럼 쉰소리가 났다……

이처럼 고함친 후나 감기에 걸렸을 때, 또 공기가 건조하여 목이 아플 때, 또 지나친 흡연으로 인해 목이 쉬는 경우가 있습니다. 그러나 갈라지는 쉰소리보다는 누구든지 예쁜 목소리를 가지고 싶어할 것입니다.

목이 쉬는 것을 고치기 위해서는 가능한 한 목소리를 내지 않고 목을 쉬게 하는 편이 최선의 방법입니다만, 한창 장난칠 아이가 있거나 밖에서 일하다 보면 그럴 수도 없습니다. 목소리를 내야 하는데 목이 쉬어 목소리가 안 나오면 상당히 괴롭습니다.

목이 쉬는 것은 성가신 일인데, 음식으로 이것을 완화시킬 수 있습니다. 목이 쉬는 증상에는 옛날부터 무, 순무, 쑥갓, 무화과, 꿀 등

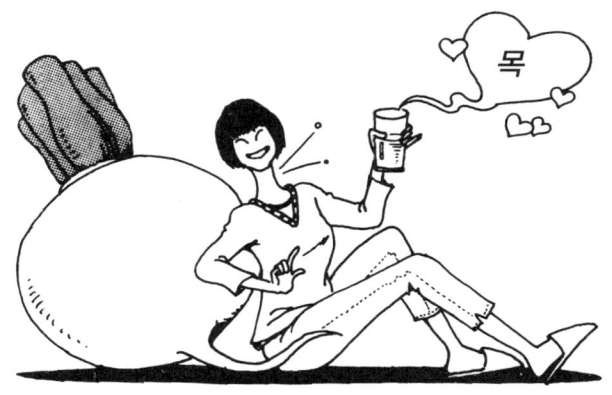

이 좋다고 전해져 오고 있습니다.

　무는 목이 쉬는 것뿐만이 아니라 기침을 멈추게 하는 데에도 좋습니다. 잘게 썬 무를 2~3일 꿀에 담가두고 그 꿀을 먹으면 감기 초기에 생기는 기침을 예방할 수 있고, 강판에 간 무즙에 꿀을 넣어 마시면 기침과 가래를 막아 줍니다. 순무로 즙을 만들어 마셔도 좋습니다. 순무즙에 설탕이나 꿀을 첨가하여 마시면 기침을 멈추게 합니다.

　쑥갓도 달여 마시면 기침과 가래를 멈추게 할 수 있습니다.

　또 무화과 열매는 염증을 억제해 주는 해독 작용이 있으며, 목의 통증이나 목이 쉰 것을 완화시켜 줍니다.

부종

다이어트를 하거나 한쪽으로 치우친 식생활을 하다 보면 볼이 볼록해져 얼굴에 살이 찐 것처럼 느껴지는 경우가 있습니다. 또 체중이 줄었는데도 다른 사람들로부터 '조금 몸이 불었네' 라는 말을 듣기도 합니다. 얼굴뿐만이 아니라 어쩐지 손과 발도 포동포동 살이 찐 것 같습니다. 이러다가는 무엇 때문에 다이어트를 했는지 모르게 됩니다.

이처럼 체중이 줄었는데도 살찐 느낌이 들 때에는 부종이 그 원인인 경우가 많습니다. 부종은 체내의 수분 중 세포 밖에 존재하는 '세포외액'이 피하조직 사이에 많이 쌓인 상태입니다. 일반 비만과는 달리 부종은 말하자면 수종水腫입니다.

체내의 수분은 세포의 안쪽과 바깥쪽을 자유롭게 출입하고, 이 수분의 이동을 나트륨과 칼륨 등 '전해질' 이라고 불리는 미네랄이 조정하고 있습니다. 이 전해질의 균형이 무너지면 부종이 생깁니다.

예를 들어, 소금(염화나트륨)을 지나치게 섭취하거나 혹은 부족하면 나트륨과 칼륨의 균형이 무너져 부종이 생깁니다. 현대인은 나트륨을 지나치게 섭취하거나 칼륨이 부족한 식생활로 인하여 몸이 부어오르는 경우가 많습니다. 커피, 술, 단것, 가공 식품과 인스턴트 식품을 자주 먹는 사람은 칼륨이 부족해지기 쉽습니다.

요컨대 부종은 염분을 피하고 칼륨이 풍부한 식품을 섭취하면 낫는 경우가 많습니다. 칼륨은 야채와 과일 등 식물성 식품에 많이 함유되어 있으며, 특히 바나나 · 오렌지 · 드라이프루트 · 아보카도 · 무 · 오이 · 팥 등에 풍부하게 함유되어 있습니다.

이중에서 어느 하나만 먹을 것이 아니라, 가능한 한 여러 가지 야채와 과일을 먹도록 하십시오. 칼륨뿐만이 아니라 칼슘과 마그네슘이 부족해도 부종이 생깁니다. 여러 가지 미네랄을 균형 있게 섭취하는 것이 중요합니다.

월경 전에 몸이 부어오르는 여성의 경우, 비타민 B$_6$를 함유한 식품을 먹으면 좋습니다. 바나나는 칼륨뿐만이 아니라 비타민 B$_6$도 풍부하기 때문에 이런 부종의 경우에도 효과가 있습니다.

부종의 원인이 되는 전해질이 무너지는 것은 심장병과 신장병, 식품 알레르기, 약의 사용, 월경 전의 호르몬의 변화에 의해 일어나는 경우가 많습니다. 심장병의 경우 손등과 발등을 눌렀을 때 손가락 자국이 남을 정도로 부어오르며, 신장병의 경우 눈꺼풀이 부어오릅니다. 이런 증상이 있다면 의사에게 진찰을 받아 보는 것이 현명합니다.

구취

신경 쓰이는 구취에는 카테킨과 구연산이 도움이 된다

다른 사람과 이야기할 때 상대가 지독한 구취를 풍기면 불쾌해집니다. 그런 만큼 자신의 구취가 지독하다고 느끼면 더더욱 신경이 쓰입니다.

젊었을 때는 근무하던 회사의 나이든 상사의 구취 때문에 불쾌했는데, 지금은 당신 자신의 구취 때문에 곤란하지는 않습니까?

구취의 원인으로는 먼저 충치와 잇몸병을 생각할 수 있습니다.

치구와 입 속의 음식 찌꺼기, 잇몸 출혈과 고름을 먹이로 삼는 세균이 번식하여 황화수소의 악취를 내보내는 경우가 많습니다. 또 위염 등의 위장병으로 위의 소화력이 약해져, 위 속의 음식이 부패하고 발효하여 구취가 나는 경우도 있습니다.

구취를 없애기 위해서는 먼저 녹차와 우롱차를 마시는 것이 효과적입니다. 녹차에 함유되어 있는 카테킨이 구취의 원인이 되는 세균을 살균하고 악취를 없애 줍니다. 홍차와 커피도 구취를 약간 없애 주는 효과가 있는데, 홍차가 더 효과적입니다.

또 매실과 레몬 주스에는, 신맛의 기초가 되는 구연산과 같은 유기산에 의해서 살균 효과를 가진 타액 분비를 촉진하는 작용, 음식 찌꺼기의 부패와 발효를 억제하는 작용, 고약한 냄새의 원인이 되는 단백질을 분해하는 작용이 있어 역시 구취 예방에 효과적입니다.

파슬리와 같이 강한 향을 지닌 것도 그 특유의 향으로 구취를 없애 줍니다. 따라서 레스토랑에서 식사한 뒤에 양치질도 할 수 없고 녹차도 없는 경우에는, 요리에 곁들여 나온 파슬리를 먹으면 간단하게 구취를 방지할 수 있습니다.

또 식사 후에 껌을 씹는 것도 타액이 구취 성분을 씻어 없애 주기 때문에 효과적입니다. 껌을 씹음으로써 잇몸이 강해지고, 충치와 잇몸병의 예방에도 도움이 됩니다.

그런데 요즘에는 심인성 구취로 고민하는 사람도 많습니다. 잇몸병 등 구취의 원인이 되는 병도 없고, 실제로 구취가 강하지도 않은데, 주위 사람을 지나치게 신경 쓴 나머지 구취가 난다고 믿는 것입니다. 누구에게나 약간의 구취가 있기 때문에, 지나치게 신경 쓸 필요는 없다고 생각합니다.

지나치게 마른 상태

건강하게 살찌고 싶다면 감자, 참마, 우유를 섭취하라

항상 식욕이 없고, 조금만 먹어도 배가 부르고, 아주 말라 있다……. 가끔 이런 사람이 있습니다.

체중을 염려하여 다이어트를 하고 있는 여성의 입장에서 보면 부럽다고 생각될지 모르지만, 당사자 입장에서는 여성스런 느낌이 없는 직선적인 바디라인이나, 납작한 가슴과 빈약한 힙이 별로 마음에 들지 않을 것입니다. 또 스테미너가 없고 바로 지쳐 버리는 것도 슬픈 일입니다. 이런 사람은 글래머 정도는 아니라도 건강하게 살이 찌고 싶다고 생각할 것입니다.

이처럼 체질적으로 지나치게 마른 사람은 일반적으로 위가 약해 소식하는 경우가 많습니다. 건강하게 살찌기 위해서는, 식욕을 증진시키면서 위를 튼튼하게 하고, 근육의 기초가 되는 영양소를 섭취할 필요가 있습니다.

식욕을 늘리기 위해서는, 파슬리 · 자소紫蘇 · 생강 등의 향미 야채를 식사 전에 먹는 것이 효과적입니다. 향미 야채의 좋은 향이 자극이 되어 위액의 분비가 촉진되고 식욕이 늘어납니다.

이중에서 생강에는 소화를 촉진하는 작용도 있습니다. 위가 약하고 지나치게 마른 사람은, 소화하기 쉬운 식품과 소화를 도와주는 식품을 섭취하는 것도 중요합니다.

감자와 참마, 무 등도 소화 흡수를 촉진하는 소화 요소를 함유하고 있어 효과적입니다. 특히 감자와 참마는 칼로리도 있기 때문에 체력을 키우는 데에도 도움이 됩니다.

내장을 튼튼하게 하는 식품으로는 비타민과 미네랄이 풍부한 현미를 들 수 있습니다. 현미를 식사 때마다 먹으면 혈액순환이 원활하게 되고, 몸이 따뜻해집니다. 지나치게 마른 사람은 몸에 에너지가 적어 추위를 잘 타기 때문에 몸을 차갑게 하는 음식은 피하고, 현미와 같이 몸이 따뜻해지는 식품을 주식으로 하기 바랍니다.

또 몸에 근육을 생기게 하여 뼈를 강하게 하기 위해서는, 계란 · 우유 · 요구르트 · 고기 · 생선 · 콩 등 양질의 단백질이 필요합니다.

고기와 생선류는 위가 거북해서 조금밖에 먹을 수 없다고 하는 사람도 있을지 모릅니다. 그런 사람은 우유와 유제품을 식재료나 간식 재료로 쓰면 좋습니다.

과일과 야채로 주스를 만들 때 우유를 첨가하면 좋습니다. 체중을 늘릴 경우 몸을 지탱하는 골격도 늘리고 싶어지는데, 우유는 흡수가 잘되는 칼슘이 풍부하기 때문에 일석이조입니다.

지나친 비만

콩 제품과 곤약으로 무리 없이 비만을 해소하라

지나친 비만으로 고민하고 있는 여성이 많습니다. 살찌기 쉬운 체질로 인해서, 혹은 운동 부족으로 인해서, 혹은 당분이 많은 과자나 지방이 많은 음식을 먹는 식생활을 계속하는 사이에 서서히 체중이 늘어나, 결국 허리와 엉덩이에 살이 찐 게 신경 쓰여 스커트를 못 입게 되고 말았다는 경험을 가진 여성이 많을 것입니다.

현대는 스트레스가 많아 무의식 중에 단 음식을 많이 먹게 되기도 하고, 스트레스 해소를 위해 홧김에 마구 먹어 살이 찌는 경우도 있습니다.

지나치게 살이 찌면 스타일이 걱정되기도 하고, 옷을 살 때에도 곤란합니다. 건강의 측면에서 보면 성인병의 위험이 높아집니다. 비만은 당뇨병과 고혈압의 원인이 될 뿐만 아니라, 심장에 큰 부담을 주기 때문에 심장병의 위험이 늘어나기도 하고, 무거운 체중을 지탱할 수 없게 되어 요통에 걸릴 수도 있습니다.

건강과 미용을 위해 부랴부랴 다이어트를 해도, 도중에 좌절하여 살이 더 찌고 마는 사람도 있습니다. 그뿐 아닙니다. 지나친 다이어트로 인해 몸 상태가 나빠져, 피부가 거칠어지고 뼈와 근육에 이상을 초래하는 경우도 있습니다.

자기 식의 극단적인 다이어트는 위험합니다. 그보다는 지나친 비만에 효과가 있는 영양소를 정확히 섭취하도록 하십시오.

다이어트와 비만을 예방하기 위해서는, 당분과 지방을 지나치게 섭취하고 있는 사람은 그것들을 피하고, 비타민·미네랄·식이섬유를 충분히 섭취하도록 하십시오.

비타민류 중에서는 특히 비타민 B군이 다이어트와 관계가 깊습니다. 비타민 B_1과 B_2는 지방이 축적되는 것을 막아 주기도 하고, 지방을 에너지로 바꾸는 작용을 하기도 하는데, 비타민 B_6와 나이아신이 그것을 도와줍니다.

또 비만인 사람은 변비가 그 원인이거나 콜레스테롤 수치가 높은 경우가 많습니다. 식이섬유는 변비를 없애는 작용과 콜레스테롤을 배설시키는 작용을 하기 때문에, 식이섬유가 풍부한 야채와 과일을 적극적으로 섭취하십시오.

예를 들어, 무에는 비타민 B_1·B_2·식이섬유가 풍부하게 함유되어 있으며, 바나나에는 비타민 B_6와 식이섬유, 자두에는 나이아신과 식이섬유가 풍부하게 함유되어 있습니다.

가능한 한 매일 반찬 중의 하나로 콩이나 청국장·두부와 같은 콩 가공 식품을 음식 재료로 이용하시길 바랍니다.

최저 칼로리의 음식을 먹고 싶을 때에는 곤약을 사용해도 좋습니다. 곤약은 대부분 수분이고 그 나머지는 식이섬유이기 때문에, 칼로리는 거의 없으며 변비 해소에도 도움이 됩니다.

디저트와 간식을 먹는 경우에도 케이크와 과자류 등 비만의 원인이 되는 것은 피하고, 바나나와 자두를 먹는 것이 좋습니다.

2

어깨 결림, 통증에서부터
불안 초조, 불면증까지

불쾌한 증상을 개선하는 건강식으로 몸 안에 생기가 생긴다

체지방

캡사이신의 힘으로 지방을 격퇴하라

옛날에는 비만 검사 시 체중 그 자체에만 신경을 썼지만, 요즘에는 체지방계가 붙어 있는 체중계가 보급되어 체지방율도 중요하게 여겨지고 있습니다.

체지방율은 높아도 혹은 낮아도 문제이지만, 대부분의 사람은 체지방율이 지나치게 높은 것을 염려하고 있습니다.

원래 여성의 경우는 복부(피하)와 엉덩이 등에 지방이 생기기 쉽습니다. 게다가 운동이 부족하면 뼈와 근육보다 지방이 늘어나고 맙니다. 비만인 사람은 물론이고, 겉보기에 별로 살찐 것처럼 보이지 않고 체중도 표준치에 머물러 있는 사람이라도 체지방계로 측정해 보면 지방이 정상치보다 지나치게 높은 경우가 있습니다.

체지방율을 줄이는 것은 상당히 어려운데, 이것을 연소시키는 데 효과적인 영양소가 있습니다. 고추의 매운 성분인 '캡사이신'이 그것입니다.

캡사이신은 체내에 들어가면 중추 신경을 자극하고 부신피질에서 아드레날린 분비를 촉진하여, 혈중 아드레날린 농도를 높입니다. 그러면 신진대사가 원활해지고 동시에 체내에 저장되어 있던 지방이 지방산으로 분해되어 혈액 속으로 내보내집니다. 이 지방산이 포도당과 함께 근육에서 에너지로 변환되는 것입니다.

고추가 많이 들어간 매우 매운 음식을 먹으면 몸이 몹시 뜨거워지고 땀이 나는데, 이는 체지방이 연소되어 에너지로 바뀌어 체온이 올라갔기 때문입니다.

캡사이신에 의한 이 체지방 연소와 에너지 대사는 운동을 했을 때와 마찬가지로 모세 혈관을 수축하여, 혈액순환이 원활해지고 심장의 움직임이 활발해집니다. 이런 효과로 고추는 비만을 예방하고, 정력을 강하게 하며, 노화도 예방해 줍니다.

예를 들어, 지방이 많은 고기나 튀김 요리는 살찌기 쉽지만, 거기에 고추가 들어 있으면 쉽게 살찌지 않습니다.

고추는 일반 야채처럼 많이 먹을 수 있는 것이 아니기 때문에, 지방이 많은 음식을 먹을 때, 양념이나 향신료로서 사용하면 좋습니다. 캡사이신은 단백질 소화의 촉진 작용도 하기 때문에 고기 요리에는 일석이조입니다.

골다공증

계단에서 발을 잘못 내딛는 순간에 골절되고 말았다, 산보를 할 때 조금 울퉁불퉁한 길을 걷다 발목을 다치고 말았다……. 이런 경험을 해본 적이 없습니까?

40세가 지나면 뼈를 만드는 세포의 활동이 쇠약해져 골밀도가 줄어들어 일상 생활 속에서 뼈를 다치는 일이 자주 일어나는데, 이 위험의 정도가 남성과 여성의 경우에 큰 차이가 납니다. 남성은 느리고 또 천천히 줄어드는데 비해, 여성은 뼈를 강하게 하던 여성 호르몬이 폐경 후에 급격하게 줄어들면 골밀도도 급격하게 줄어들고 맙니다.

또 고령자가 자리에 누운 채 일어나지 못하게 되는 원인 중의 하나가 골다공증입니다. 뼈에서 혈액 속으로 칼슘이 자꾸 빠져나가 뼈가 비게 되어 몸을 지탱하지 못하게 되거나, 허리와 등이 굽고 쉽게 골절되기도 하여, 심할 때에는 일어서지도 못하게 됩니다.

골다공증을 예방하기 위해서는 젊을 때부터 뼈에 칼슘을 가능한 한 많이 저장해 두는 것이 최선의 방법입니다. 젊은 사람은 지금부터라도 튼튼한 뼈를 만들도록 하십시오. 튼튼한 뼈를 만들지 못하고 폐경을 맞이한 여성이라도 아직 포기하지 마십시오. 뼈로부터의 칼슘 유출을 가능한 한 적게 할 수 있고, 경우에 따라서는 칼슘을 늘리는 것도 불가능하지는 않습니다.

젊은 사람이든 또 나이든 사람이든 튼튼한 뼈를 만드는 기본은, 식사 시 적절한 영양을 섭취하는 것과 적당한 운동을 하는 것입니다. 걷거나 체조를 하는 등 몸을 움직이면 뼈와 뼈를 떠받치는 근육이 튼튼해집니다.

식사 때 칼슘을 충분히 섭취하는 것도 중요하지만, 칼슘만으로는 부족합니다. 칼슘이 장에서 흡수될 때와 뼈에 정착할 때 양질의 단백질, 비타민 D, 마그네슘이 필요합니다. 또 비타민 K는 칼슘이 소변으로 배설되는 것을 억제해 주기도 하고, 골 단백질인 오스테오카르신

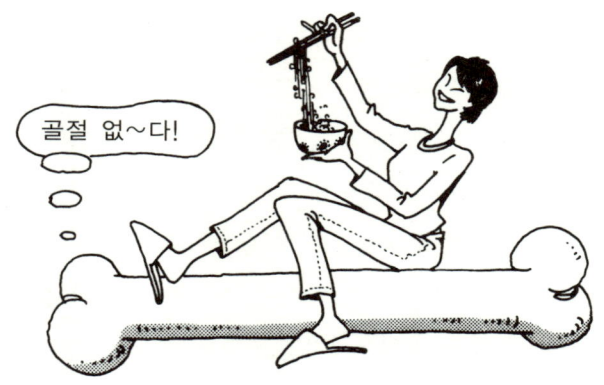

을 활성화하기도 하며, 뼈의 파괴를 막는 작용을 해줍니다.

이들 영양소 중에서 비타민 D는 일광욕으로 체내에서 만들 수 있습니다. 그러나 일광욕만으로는 불충분하므로, 식품으로부터도 섭취할 필요가 있습니다.

마른 멸치나 꽃새우, 뱅어포, 말린 톳과 건조 미역, 해초에는 칼슘과 비타민 D 외에 마그네슘 등의 미네랄도 풍부합니다. 특히 해조류는 이들 영양소는 물론이고, 비타민 K도 풍부하게 함유하고 있습니다. 또 아몬드는 마그네슘을 가장 많이 함유한 식품의 하나로 칼슘도 많이 함유하고 있습니다. 그 외에 칼슘과 그 생성을 돕는 영양소가 풍부한 식품으로는 참깨, 무말랭이, 청국장, 현미 등이 있습니다.

특히 청국장에는 비타민 K도 풍부하며, 생청국장을 자주 먹는 지역에서는 여성의 골절이 적다는 조사 보고도 있습니다.

이런 영양소를 섭취하는 동시에 칼슘을 뼈에 정착시키기 위해서는, 산책 등 적당한 운동을 매일 하는 것이 중요합니다.

변비

녹황색 야채 · 현미와 같은 식이섬유를 충분히 섭취하라

변비로 고생하는 여성이 많습니다. 배에 변이 쌓여 있는 것 같은 불쾌감은 느끼는데 변이 나오지 않으면 괴롭습니다. 게다가 변비에 걸리면 몸의 신진대사가 원활하지 못하게 되어, 호르몬 대사도 저하되고 피부도 거칠어지기 쉽습니다.

바쁜 생활을 하다 변의를 참는 것이 지속되다 보면 '변을 보고 싶다'는 반응이 생기기 어려워져 만성 변비에 걸리고 맙니다. 또 여성 호르몬이 변비와 관계가 있을 수 있습니다. 특히 고령자의 경우는 소화 기관의 쇠퇴가 변비의 원인입니다. 젊은 여성에게도, 고령자에게도 변비는 고민거리입니다.

또 하나, 매일매일의 식사 습관도 변비의 큰 원인이 됩니다. 쾌변과 끊을래야 끊을 수 없는 것이 식이섬유인데, 이것이 부족하면 변비에 걸리기 쉽습니다.

식이섬유는 소화 기관에서 영양소로 흡수되지 않기 때문에, 말하자면 장 속을 청소해 주게 됩니다. 식이섬유가 많으면 변의 양이 늘어납니다. 식이섬유에는 수분을 흡수하여 부풀어오르는 성질이 있기 때문에 변이 부드럽고 양이 많아지는 것입니다. 변의 양이 많으면 소화기관이 단련되기도 하고, 변이 대장에 머무르는 시간이 짧아 대장벽에서의 수분 흡수가 적어서, 변이 딱딱해지지도 않습니다.

따라서 식이섬유가 적고 소화가 잘 되는 식품만 먹다 보면 소화기관이 별로 활동하지 않기 때문에, 기능이 저하되기도 하고 변이 딱딱해져 변비에 걸리기 쉽습니다.

요컨대 변비를 없애고 싶으면 식이섬유가 풍부한 식품을 적극적으로 섭취하는 것이 좋습니다

식이섬유는, 정제된 것보다 정제되지 않은 곡류에 훨씬 더 많이 함유되어 있습니다. 그러므로 백미 대신 현미를 먹고, 보통 빵 대신 현미 빵이나 호밀 빵을 먹으면 효과를 기대할 수 있습니다. 메밀국수와 오트밀 등도 식이섬유가 많은 대표적인 곡류 제품입니다

그 밖에 콩과 완두콩 등의 대두류, 우엉과 연근 등의 근채류, 톳과 미역 등의 해초류, 버섯류, 곤약, 과일 등에도 식이섬유가 풍부하게 함유되어 있습니다.

야채는 담색 야채보다 녹황색 야채에 식이섬유가 더 많이 함유되어 있기 때문에, 담색 야채만 먹으면 식이섬유가 부족해지기 쉽습니다. 특히 생 야채는 수분이 많아 많은 양을 먹을 수 없기 때문에, 아무리 많은 양을 샐러드로 만들어 먹어도 식이섬유가 부족하여 변비에 걸리기 쉽습니다. 가능한 한 매 식사 때마다 삶거나 불을 가한 야채와

해초, 버섯류를 먹는 것이 좋습니다.

단, 식이섬유가 아무리 변비에 좋다고 해도 같은 식품을 매일 많이 먹거나, 식이섬유만 많이 먹는 것은 피하도록 하십시오. 도가 지나치면 영양의 균형이 무너지고, 경우에 따라서는 소화불량을 일으키거나 설사를 할 수도 있습니다.

요구르트 등의 발효 식품을 먹어, 장 속의 좋은 균을 늘려서 장을 정비하는 것도 중요합니다.

빈혈

예전에는 조금 먼 거리를 뛰어도 숨이 차지 않았는데, 요즘에는 지하철역 계단을 조금만 급하게 올라가도 바로 숨이 차거나 심장의 고동 소리가 빨라진다……. 이런 경험을 해본 적이 있습니까?

빈혈에 의해 혈액 속의 적혈구가 줄어들거나 헤모글로빈이라는 색소가 적어지면, 적혈구가 충분한 산소를 뇌에 운반할 수 없게 되어 이런 증상이 생깁니다.

헤모글로빈은 철분과 단백질에서 생성되며, 적혈구를 만들기 위해서는 이 두 가지 영양소 외에 비타민 B_6 · B_{12} · 엽산 등의 비타민류, 구리 · 망간 · 아연 등의 미네랄이 필요합니다. 요컨대 빈혈을 예방하거나 낫게 하기 위해서는 이들 영양소 모두를 섭취할 필요가 있습니다.

이중에서도 부족하기 쉬운 것이 철분인데, 여성의 약 30%는 철결핍성 빈혈이라고 합니다. 그렇지 않아도 여성은 월경 때문에 빈혈이 되기 쉬운데, 다이어트를 위해 식사량을 줄이거나 패스트푸드로 식사를 하게 되면, 철분의 섭취량이 감소하여 빈혈의 원인이 됩니다.

중년층과 노년층의 경우, 나이를 먹게 됨에 따라 음식에 까다로워지고 철분의 흡수율이 저하되는 것이 빈혈로 이어지기 쉽습니다. 또 자궁 근종과 악성 질환으로 인해서도 빈혈이 나타나기 쉽습니다.

철분이 많은 식품으로서는 간, 고기, 등푸른 생선, 조개류, 해초, 부추·시금치 등의 채소류, 콩과 콩 가공품, 참깨 등이 있습니다.

철 결핍성 빈혈이 있는 사람은 이들 식품을 의식적으로 섭취하십시오. 현재 빈혈에 걸려 있지 않더라도 이런 식품을 별로 먹지 않는 사람은 의식적으로 섭취하여 빈혈을 방지하도록 하십시오.

깨소금을 듬뿍 넣고 무친 시금치나물, 잘게 썬 부추를 넣은 생청국장, 두부와 미역을 넣은 된장국 등은 철분이 많은 식품을 적절하게 조화시킨 뛰어난 식품이라고 할 수 있습니다.

단, 철분은 홍차와 커피, 녹차에 함유되어 있는 탄닌과 함께 섭취하면 흡수율이 떨어집니다. 철분이 잘 흡수되도록 하기 위해서는, 식사 후 홍차와 커피 대신에 허브차와 같이 탄닌이 함유되어 있지 않은 음료로 바꾸는 편이 좋습니다.

어깨 결림

피로의 원인이 되는 젖산을 매실과 레몬으로 해소하라

열심히 일하다 보면 어깨가 결릴 때가 있습니다. 그것이 만성화되어 항상 어깨가 결려 힘들어 하는 사람이 적지 않습니다. 특히 직장에서 매일 책상에 앉아 일을 하는 사람의 경우에는 만성적인 어깨 결림으로 고생하기 쉽습니다.

항상 어깨가 결리면 괴롭습니다. 어깨를 두드리거나 전동식 안마기로 주무르면 기분이 좋아지지만, 그것도 일시적인 처방일 뿐 바로 다시 어깨가 결리기 시작합니다.

또 무거운 짐을 어깨에 메고 걸어 다니면 갑자기 심하게 어깨가 결리거나, 어깨가 아파 견디기 힘들어지는 경우도 있습니다.

40대와 50대 이후에는 '사십견', '오십견' 등에 걸려 어깨에 심한 통증이 생기거나, 팔을 위로 올릴 수 없는 경우도 있습니다. 이렇게 갑자기 생기는 증상은 대부분 세월이 가면 완화되지만, 그 후 만성적인 어깨 결림으로 남기 쉽습니다.

누구나 조금씩은 이러한 어깨 결림을 경험했을 것입니다.

대부분의 어깨 결림은, 무거운 머리를 지탱하기 위해 목에서 어깨까지의 근육이 긴장에 시달려 혈액순환이 원활하지 못하게 되고 혈관이 압박되어 울혈이 되거나, 젖산과 같은 피로 물질과 노폐물이 쌓임으로써 생깁니다. 그 밖에 심한 스트레스에 의해 자율신경 이상으로 혈액순환이 원활하지 못하게 되거나, 칼슘 부족 때문에 근육이 굳어져 통증이 생기는 경우도 있습니다.

그러나 이렇게 끈질긴 어깨 결림도 매일의 식사에 의해 개선할 수 있습니다.

어깨 결림에 효과가 있는 영양소로서는 먼저 비타민 E를 들 수 있습니다. 비타민 E는 혈액순환을 원활하게 하기 때문에 근육의 긴장으로 발생하는 어깨 결림에도, 스트레스가 원인인 어깨 결림에도 효과가 있습니다.

비타민 E가 풍부한 식품에는 장어, 호박, 콩과 콩 가공품 등이 있습니다. 그중에서도 콩에는 혈액순환을 원활하게 하여 울혈을 막는 사포닌, 근육의 경련과 경직을 막는 다이제인이라는 유효 성분이 함유되어 있습니다. 어깨 결림으로 힘들어 하고 있는 사람은 두부나 유부, 청국장 등 대두 식품을 적극적으로 섭취하십시오.

대두 식품 외에 표고버섯과 생강도 울혈이 생기는 것을 막는 효과가 있습니다.

피로 물질인 젖산을 없애기 위해서는 스트레치 체조로 혈액순환을 원활하게 하거나, 적절한 휴식을 취하는 것이 좋습니다. 식사 면에서는 돼지고기 · 메밀국수 등에 함유되어 있는 비타민 B1과, 매실 · 감귤류 · 파인애플 등에 풍부하게 함유되어 있는 구연산을 섭취하도록 하십시오.

구연산은 에너지 대사를 원활하게 하고, 젖산의 기초가 되는 물질을 분해하여 젖산의 발생을 억제하기도 하고, 어깨에 이미 쌓여 어깨 결림의 원인이 되는 유산 단백질도 분해해 줍니다.

구연산을 섭취하기 위해서는 기름에 튀긴 음식에 레몬을 곁들이거나, 전골에 유자를 곁들이는 등 감귤류를 사용하면 좋습니다. 물론 간식으로 귤을 먹어도 좋습니다.

매실을 사용하는 방법에는 여러 가지가 있겠지만, 예를 들어 돼지고기 생강구이를 만들 때, 씨를 빼고 잘게 썬 매실 과육을 생강 소스에 섞어 먹어도 맛있습니다.

냉증

겨울에는 물론이고 특별히 추운 계절이 아닌데도 손발이나 허리가 차갑게 느껴진다, 한여름에도 냉방이 들어오는 곳에 가면 머리와 몸은 쾌적해도 손발과 허리가 차갑게 느껴져 화장실에 자주 가게 된다, 그 때문에 더운 것은 싫지만 냉방도 싫어 커피숍에 들어가도 오래 있지 못한다, 또는 냉방이 들어오는 직장에서 하루 종일 일하는 것이 힘들다……. 이런 경험을 해본 적이 없습니까?

이처럼 기온이 내려가지 않아도, 몸의 일부가 차갑게 느껴지는 증상을 '냉증'이라고 합니다. 게다가 단지 차갑게 느껴질 뿐만 아니라 두통, 요통, 어깨 결림, 변비, 생리통 등을 동반하는 경우도 있습니다.

냉증은 자율신경에 의한 혈관 조절이 잘 되지 않아 혈관이 축소되어, 국지적인 혈류가 줄어듦으로써 생깁니다. 또 냉증에다 여성 호르몬의 불균형, 신진대사의 기능 저하, 저혈압, 동맥 경화 등이 더해지는 경우도 있습니다. 특히 여성에게 많이 볼 수 있는 증상입니다.

한여름에 냉난방이 약한 칸의 전철을 타면 승객의 대부분이 여성과 고령자라는 것을 봐도, 고령자와 여성 중에는 냉증으로 힘들어 하는 사람이 많다는 것을 알 수 있습니다.

냉증을 개선하기 위해서는 먼저 체온의 기초가 되는 에너지를 확보하는 것이 중요합니다. 다이어트를 하거나 바쁘다는 이유로 식사를 거르거나, 칼로리가 지나치게 낮은 식사를 하면 냉증에 걸리기 쉽습니다. 또 당분을 비타민으로 변환시켜 주는 비타민 B_1도 중요합니다.

또 혈액순환을 원활하게 하는 비타민 E도 냉증에 효과가 있습니다. 아몬드와 같은 견과류에는 비타민 E가 풍부하기 때문에, 튀김 요리를 만들 때 잘게 으깬 아몬드를 빵가루에 섞는 등의 아이디어를 내 아몬드를 식재료로 이용하는 것도 좋습니다

동양에서는 옛날부터 몸을 따뜻하게 하는 음식과 몸을 차게 하는 음식을 구분하여 먹었습니다. 생강, 양파, 파, 마늘, 고추 등은 몸을

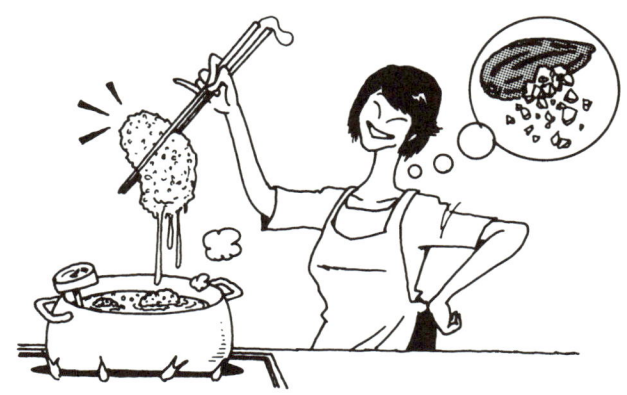

따뜻하게 해주는 음식으로 취급되어 왔습니다. 이것에는 과학적인 근거가 있으며, 예를 들어 생강에 함유되어 있는 쇼가올은 혈액순환을 원활하게 하고, 몸을 따뜻하게 합니다.

생강 등의 향신료 식품을 요리에 곁들이거나 간을 맞추는 데에 활용하시기 바랍니다. 예를 들어, 차가운 메밀국수를 먹을 때 생강과 파를 넣으면 몸이 차가워지는 것을 막게 됩니다. 또 두부에는 비타민 B_1과 비타민 E가 풍부하게 함유되어 있고, 메밀국수에도 비타민 B_1이 많기 때문에 생강을 양념장에 넣으면, 시원하게 먹는 음식이라도 몸이 지나치게 차가워지지 않습니다.

혈액순환을 좋게 하는 음식에는 비타민 B_1이 풍부한 돼지고기, 두부, 파, 생강과 마늘을 사용한 메뉴가 좋습니다. 예를 들어, 마파두부는 비타민 B_1과 비타민 E를 동시에 함유하고 있어 몸을 따뜻하게 해주는 음식입니다.

불면증

피곤하여 잠자리에 들어도 이상하게 신경이 예민해져 좀처럼 잠이 오지 않는다, 겨우 잠들어도 푹 잔 듯한 느낌이 없다, 잠을 푹 자지 못해 낮에도 정신이 멍해 집중력이 없다, 밤에 충분히 자야 하는데 좀처럼 숙면을 취할 수가 없다, 잠들려고 노력하면 할수록 신경이 더 예민해져 잠을 이룰 수 없고 어느새 아침이……. 이런 경험을 해본 적이 없습니까?

스트레스가 많은 현대 사회에서는 이런 불면증으로 힘들어 하는 사람이 많습니다. 계속 잠을 못 자게 되어 수면 부족이 되면, 피부도 윤기와 활기를 잃어 꺼칠꺼칠해지고 맙니다. 또 언제나 수면 부족으로 눈이 부석부석 하면 외적 매력도 떨어집니다.

불면증은 정신적인 스트레스, 외부의 불빛과 소음, 또 생활리듬이 흐트러져 생깁니다. 또 몸을 별로 움직이지 않고 눈과 두뇌만 쓰는 생활을 하여, 머리는 피곤하지만 몸은 피곤하지 않을 때에도 생깁니다.

식생활이 흐트러지는 것이 불면증의 원인이 되는 경우도 꽤 많습니다. 신경이 흥분되는 것을 완화시키는 칼슘과 스트레스를 줄이는 데 필요한 비타민 C가 부족한 것이 이 경우입니다. 우유와 멸치 등으로 칼슘을 섭취하고, 야채와 과일 등으로 비타민 C를 충분히 섭취하시기 바랍니다.

또 배가 고프거나 그와 반대로 과식을 해도 숙면을 취하기 어렵습니다. 취침 전에 배가 고프면, 소화하기 쉬운 것을 가볍게 먹어도 좋습니다.

따뜻한 우유를 마시거나 그레이프프루트즙에 꿀을 넣어 따뜻하게 마셔도 좋습니다. 그레이프프루트 등의 감귤류에는 비타민 C 외에 피로 회복에 도움이 되는 구연산도 풍부하게 함유하고 있기 때문에 취침 전에 마시면 좋습니다. 단, 우유도 그레이프프루트도 차가우면 역효과를 냅니다. 따뜻하게 마셔야 기분도 이완되고, 불면 해소에 도움이 되는 영양소를 섭취할 수 있습니다.

취침 전에 허브차의 일종인 카모마일차를 마셔도 좋습니다. 카모마일에 함유되어 있는 노닐산과 카프린산은 혈액순환을 원활하게 하고, 신경을 안정시키는 작용을 합니다. 소량의 알코올도 숙면을 취하는 데 효과가 있기 때문에, 카모마일차에 브랜디 한 방울을 떨어뜨려서 마셔도 좋습니다.

또 호두를 2~3개 먹어도 효과가 있습니다. 호두는 옛날부터 불면증과 노이로제에 효과가 있다고 귀하게 여겨져 왔는데, 실제로 호두는 신경을 안정시키는 작용을 합니다.

나른함

전날의 피로가 하룻밤 자도 없어지지 않고, 아침부터 몸이 나른해지는 경험을 해본 적이 있을 것입니다. 나른함이 없어지지 않은 상태에서 일과 가사로 바쁜 하루를 보내는 것은 힘든 일입니다. 게다가 몸이 나른하면 걷는 자세도 자연히 구부정해지고, 생기 없이 걷게 되어 늙어 보입니다.

이렇게 몸이 나른해지는 것을 느낀다면, 비타민 B_1과 B_2의 부족을 생각할 수 있습니다.

비타민 B_1은 당분을 분해하여 에너지로 바꾸는 영양소입니다. 비타민B_1이 부족하면, 당분이 불완전 연소를 일으켜 젖산과 피루빈산 등의 피로 물질이 쌓여서 만성 피로, 나른함, 어깨 결림, 힘줄이 끊어지는 원인이 됩니다.

특히 술을 자주 먹는 사람과 독신자, 외식 등 가공 식품을 자주 먹는 사람은 비타민 B_1이 부족해지기 쉬우므로 주의가 필요합니다. 비

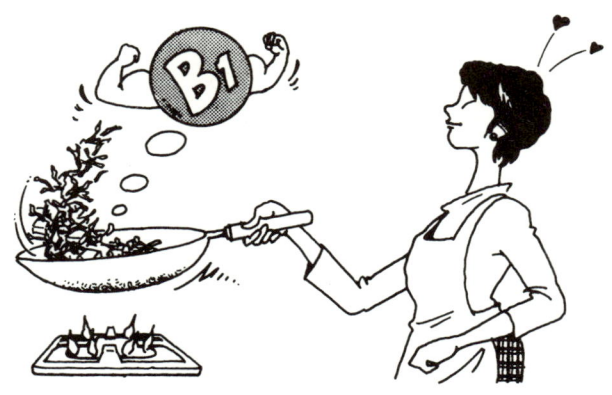

타민 B1은 돼지고기·간·장어·콩·풋콩·버섯류 등에 풍부하게 함유되어 있으니, 이런 재료들로 식단을 꾸며 보시기 바랍니다.

비타민 B1은 마늘·부추와 함께 섭취하면 흡수되기 쉬우며, 체내에 머무르는 시간도 길기 때문에 더욱더 효과가 큽니다. 그러므로 예를 들어 돼지고기와 부추 볶음 두부를 곁들어 내면 비타민 B1이 풍부한 훌륭한 요리가 됩니다.

비타민 B2도 영양 대사에 관여하기 때문에, 부족하면 피로의 원인이 되기 쉽습니다. 이것은 간, 장어, 청국장, 고등어, 버섯류 등에 풍부하게 함유되어 있습니다.

이처럼 간과 장어에는 비타민 B1과 B2가 모두 풍부하게 함유되어 있으므로, 특히 원기가 없을 때 섭취하도록 하십시오.

불안 · 초조

스트레스 대책에는 과일과 우유가 효과적

직장에서 안 좋은 일이 있었다거나, 아이가 심하게 장난만 쳐 힘들다거나, 이웃과의 교제가 원만하지 않는 등, 대부분의 현대 여성의 생활은 스트레스 투성이입니다.

스트레스라고 하면 정신적인 것만을 연상하기 쉽지만, 여름에 무더운 날이 계속 되거나, 바빠서 매일 수면 부족인데다가 쉴 시간도 없는 등, 신체적인 고통도 스트레스가 됩니다.

큰 스트레스가 있거나 스트레스가 장기간 지속되면, 정신적으로 괴로울 뿐만 아니라, 호르몬의 균형이 깨져 피부와 몸 상태에도 영향을 줍니다. 그러면 그것이 또 새로운 스트레스의 원인이 되기도 합니다. 스트레스로 불안 · 초조하여 다른 사람에게 화풀이를 하면, 인간관계까지 위험해지는 등 정말 악순환이 계속됩니다.

그러나 이런 상태는 식사에 의해 상당히 개선될 수 있습니다.

먼저 스트레스에 대처하기 위해서는 뇌가 활동하지 않으면 안 되는데, 그러기 위해서는 포도당이 필요합니다. 포도당은 뇌의 에너지 원이기 때문에, 이것이 부족하면 뇌가 충분히 활동할 수 없습니다.

그리고 항산화 작용을 하는 영양소가 평소보다 많이 필요해집니다. 비타민 C, 비타민 E, β카로틴 등을 충분히 섭취하십시오. 특히 비타민 C가 중요합니다.

또 불안·초조를 완화시키는 데에는 칼슘도 중요합니다. 정신적인 동요도 칼슘에 의해 완화됩니다.

예를 들어, 지금까지의 아침 식사가 토스트와 커피였다면, 거기에 우유와 딸기나 키위, 귤 등 비타민 C가 풍부한 과일을 곁들여 보십시오.

또 무청과 같은 칼슘이 풍부한 야채를 표고버섯 등 비타민 D가 풍부한 식품과 적절하게 조화시켜 먹으면 좋습니다. 비타민 D의 활동으로 칼슘 흡수가 잘됩니다.

식욕부진

끈적끈적한 식품으로 식욕과 원기를 되찾아라

매년 여름이 되면 날씨가 너무 더워 쉽게 지치고, 식욕도 없어진다는 이야기를 자주 듣습니다. 여러 가지 음식물을 충분히 섭취해야하지만, 시원한 것밖에는 먹고 싶지 않습니다. 그렇다고 해서 냉면과같이 시원하고 목에 술술 잘 넘어가는 것만 먹으면, 영양이 부족하여여름을 타고 맙니다.

여름 타는 것을 방지하기 위해서는, 먼저 여름에 부족하기 쉬운영양소를 점검하여 의식적으로 섭취해야 합니다. 아연 · 구리 · 마그네슘 등의 미네랄과 수용성 비타민인 비타민 B군 · 비타민 C는 여름에 땀과 함께 배설되기 때문에, 다른 계절보다 많이 섭취할 필요가 있습니다. 특히 비타민 B$_1$과 비타민 C는 더위를 대처하는 데 좋으므로다른 계절보다 더 많이 섭취하십시오.

또한 비타민 B군이 풍부한 돼지고기, 미네랄이 풍부한 굴과 참깨,비타민 C가 풍부한 야채와 과일 등을 적절히 조화시켜 섭취하십시오.

예를 들어, 양념장을 곁들인 생 두부나 얇게 썬 돼지고기를 끓는 물에 데쳐 냉장고에 넣어 식혔다가 참깨 소스에 찍어 먹으면 식욕이 없을 때라도 먹기에 좋습니다.

오크라okra 식욕부진에 효과가 있습니다. 둘 다 비타민 B군을 함유한 식품이며, 오크라는 비타민 B군과 함께 아연 · 구리 · 마그네슘을 균형 있게 함유하고 있습니다. 또 끈적끈적한 '무틴'이라는 성분을 함유하고 있습니다.

무틴은 당분과 단백질이 결합된 물질로 위 점막을 보호하고, 단백질의 소화와 흡수를 도와주는 작용을 합니다. 또 여름을 탈 때 약해진 위를 도와주기도 하고, 스테미너를 강하게 하는데 도움이 되기도 합니다.

오크라를 잘게 썰어 김이나 다랑어 조미료(가츠오부시)를 뿌리면, 식욕이 없을 때에도 먹기 편합니다. 이때 단백질이 쉽게 소화되도록 두부나 돼지고기에 오크라를 곁들여도 좋습니다.

물론 무틴은 여름을 탈 때뿐만이 아니라, 위염과 스트레스 등으로 위가 약해지거나 식욕을 잃었을 때에도 효과적입니다.

우울증

실연이나 부부싸움을 했다거나 사업 실패 등 안 좋은 일이 있으면, 누구든지 기분이 우울해집니다.

혹은 특별이 안 좋은 일이 없는데도 매일 일과 가사에 쫓겨 피곤하거나, 비가 온다거나, 다른 사람이 무심코 던진 말 같은 사소한 일로 기분이 우울해질 수 있습니다.

일시적으로 조금 기분이 가라앉는 것뿐이라면 괜찮지만, 계속 기분이 좋아지지 않고, 점점 더 어두운 기분에 빠지는 등 '우울증'이 지속되면 괴롭습니다.

특히 현대 여성의 경우, 정신적으로 쉽게 피곤해지는 하루하루를 보내고 있기 때문에, '우울증'으로 고민하는 사람이 많습니다.

우울증에서 빠져 나오기 위해서는 적극적인 마음 자세를 가지는 것이 중요한데, 그 계기를 만드는 데 커피와 홍차, 초콜릿 등이 효과적입니다.

커피 등 카페인이 함유되어 있는 음료수는 흔히 졸음을 쫓는다고만 생각하는데, 사실은 졸음을 쫓는 동시에 기분을 이완시키는 작용도 합니다. 식사 후나 휴식을 취할 때 따뜻한 커피와 홍차를 마시면 마음이 편해지는 것처럼, 우울증에 걸렸을 때에도 마찬가지입니다. 정신적으로 피곤할 때에 카페인은 강심제 역할을 하여 피로를 풀어줍니다.

비타민 B군인 엽산도 우울증과 관계가 깊습니다. 엽산이 부족하면 신경이 과민해지거나 기억력이 쇠퇴하기도 합니다. 엽산은 녹색잎 야채, 두부, 오렌지 등에 많이 함유되어 있으니 적극적으로 섭취하십시오.

또 스트레스 대처에 필요한 비타민 C, 피로 회복에 도움이 되는 비타민 B_1과 비타민 B_2도 충분히 섭취하십시오. 엽산이 풍부한 녹색잎 야채와 오렌지에도 비타민 C가 풍부하게 함유되어 있으며, 콩류에는 비타민 B_1도 풍부하게 함유되어 있습니다.

월경의 고민

칼슘과 마그네슘이 불쾌한 증상을 막아 준다

월경 전에는 매우 불안·초조해지거나 기분이 우울해져, 다른 사람에게 화풀이를 하게 된다, 매월 우울해지고 힘들어 참을 수 없으며, 이러다간 부부 관계와 그 밖의 인간관계에서도 금이 갈 것 같다······.

생리통이 심해 참을 수 없고, 구역질이 나고, 두통도 있다, 월경 첫째 날과 둘째 날에는 도저히 일어나 활동할 수가 없어 몸 져 누워 있다, 출혈 양이 많아 월경 중에는 외출하는 것이 귀찮다, 또 빈혈도 쉽게 생긴다······. 이런 경험을 해본 적이 있습니까?

이처럼 월경의 고민에는 여러 가지가 있는데, 어느 것이든 호르몬의 균형이 깨져 생깁니다. 이는 자율신경 이상과 관계가 있으며, 스트레스와도 관련 있다고 합니다. 그 증상 하나하나가 고민거리인데, 이는 식사에 의해 개선될 수 있습니다.

먼저 월경 전에 정서가 불안해지는 것을 '월경 전 증후군'이라고 하는데, 이는 칼슘을 섭취함으로써 어느 정도 경감시킬 수 있습니다.

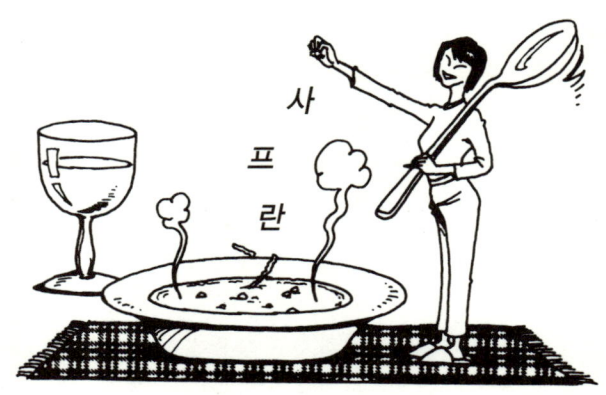

월경 전 증후군으로 힘들어 하고 있는 사람은 우유, 요구르트, 잔멸치, 콩, 시금치 등 칼슘이 풍부한 식품을 섭취하도록 하십시오.

칼슘은 생리통에도 효과가 있습니다. 또 사프란saffraan, 미나리, 잇꽃 등을 달인 즙도 혈액순환을 원활하게 하며, 진정·진통·보온의 효과가 있어 옛날부터 생리통이나 월경 불순, 부인병 개선에 좋다고 전해져 오고 있으며, 세계 각지에서 이용되어 왔습니다.

사프란·미나리·잇꽃 등의 즙을 마시는 것 외에 아주 소량의 사프란을 수프와 차 등에 넣어서 마시는 방법도 있습니다.

사프란은 호르몬의 균형을 조절하는 작용을 하기 때문에, 월경 불순에도 효과가 있습니다. 콩과 석류에 함유되어 있는 이소플라본도 여성 호르몬과 비슷한 작용을 하고 있어 호르몬의 불균형을 조절해 주기 때문에 효과가 큽니다.

출혈 양이 많은 월경 과다는 자궁근종 이외에 망간이 부족해서 생긴다는 설도 있습니다. 망간은 파인애플 · 땅콩 · 정제되지 않은 곡류 등에 풍부하게 함유되어 있기 때문에, 월경 과다로 힘들어 하는 사람은 현미밥을 먹든지 디저트로 파인애플을 먹으면 좋습니다.

갱년기 장애

콩의 힘으로 호르몬 균형을 조절하라

여성은 갱년기에 접어들면 여성 호르몬이 급격히 줄어들어 호르몬 균형이 깨지고, 자율신경에 이상이 생겨 정신적 혹은 육체적으로 젊었을 때는 없었던 여러 가지 증상이 나타나게 됩니다.

얼굴은 상기되는 데도 손과 발은 그와 반대로 차갑고, 현기증이 일어나고, 불안 · 초조하고, 어깨가 결리고, 화장실에 자주 가게 되는 등 여러 가지 갱년기 장애가 나타나게 됩니다.

이러한 증상이 일어나지 않는 사람과 아주 가벼운 사람도 있지만, 증상이 심한 사람에게 있어서 갱년기 장애는 심각한 문제입니다. 그런데 이 문제를 가족이나 주위 사람이 좀처럼 알아주지 않거나, 병원에 가도 '갱년기니까'라며 문제시하지 않는 경우가 있습니다.

최근에는 갱년기 여성뿐만 아니라 젊은 여성 중에서도 스트레스 때문에 호르몬의 균형이 깨져, 갱년기 장애와 같은 증상이 나타나는 경우가 늘어나고 있습니다.

갱년기 장애를 예방하고 개선하기 위해서는, 인간의 체내에서 여성 호르몬과 비슷한 작용을 하는 식물성 호르몬을 섭취하면 효과가 있습니다. 식물성 호르몬은 대표적으로 콩과 석류 등에 함유되어 있는 '이소플라본'과 아마亞麻씨 · 호밀에 함유되어 있는 '리그난'입니다. 이중에서 우리들이 식사로 간단하게 섭취할 수 있는 것이 콩에 함유되어 있는 이소플라본입니다.

콩은 이소플라본뿐만 아니라 칼슘과 비타민 B_1도 풍부하기 때문에, 갱년기 장애에 시달리는 사람에게는 마음 든든한 식품입니다. 갱년기에 접어든 여성과 갱년기 장애와 같은 증상이 나타나는 여성은 콩, 두부, 청국장 등을 적극적으로 섭취하십시오.

예를 들어, 우유에 콩가루를 타서 하루에 한잔 마시면 좋습니다. 그렇게 하면 이소플라본과 칼슘 둘 다를 섭취할 수 있습니다.

갱년기 장애는 혈액순환 장애도 동반하기 때문에, 혈액순환을 원활히 도와주는 비타민 E를 섭취하는 것도 중요합니다.

밀 배아나 참깨 등 비타민 E가 풍부한 식품을 매 식사 때마다 충분히 섭취하십시오. 매일 먹는 백미에 참깨를 뿌려 먹어도 좋습니다.

위통

감자와 무로 위의 기능을 높여라

자주 위가 더부룩하거나 위가 아픈 사람이 많습니다. 대부분 과식·과음하거나 기름기가 많은 음식을 먹은 후에 위통이 생기거나 위가 더부룩해집니다. 또는 정신적 스트레스로 위통이 생기는 경우도 있습니다. 무거운 책임과 대인 관계에서 오는 스트레스로 인해 자주 위통이 일어나는 사람도 있습니다. 위 운동과 위액 분비는 자율신경에 의해 조절되고 있으며, 스트레스의 영향을 받기 쉽습니다.

특히 나이를 먹음에 따라 위산을 내보내는 영역이 좁아지고 위산 분비도 적어지기 때문에, 쉽게 위장병이 생기는 것입니다.

이런 위통이 일시적인 것이면 좋지만 그대로 방치하다 증상이 장기간 지속되면, 만성 위염이 되어 증상이 고정되고 마는 경우도 있습니다. 만성 위염이 되면 궤양이 생기기 쉽고, 궤양이 악성화되어 암이 되는 경우도 있기 때문에 주의를 해야 합니다. 그렇게까지 큰일이 벌어지지 않아도 위의 상태가 나쁘면, 식욕이 줄어들고 겉보기에도 지처 보입니다. 악화되기 전에 식사로 개선하도록 하십시오.

먼저 위 점막을 강화하기 위해서는 점막의 방어력을 높이는 단백질, 점막의 재생을 촉진하는 비타민 A와 비타민 C가 필요합니다. 위산의 분비를 촉진하는 비타민 B₁도 부족하면 안 됩니다. 또 식사 시간이 불규칙해도 위의 부담이 커지기 때문에 위염에 걸리기 쉽습니다. 식사는 제시간에 규칙적으로 하며, 단백질과 이들 비타민을 충분히 섭취할 수 있는 식단이 되도록 신경 쓰십시오.

특히 공복에 술을 마시면 위에 쉽게 부담을 줄 수 있으므로, 치즈와 감자 등 이들 영양소를 섭취할 수 있는 안주를 충분히 먹도록 하십시오.

감자는 비타민 B₁과 비타민 C가 풍부하기 때문에 위 점막을 강화시키는 데에도 효과적이며, 위궤양과 십이지장궤양을 낫게 하는데도 도움이 됩니다. 감자는 반찬이나 간식으로 먹는 것도 좋지만 생 감자를 갈아서 즙을 내어 마시면 감자의 비타민 C가 점막을 강화시켜 줍니다.

단, 궤양과 같은 본격적인 위장병에 걸리면 제멋대로 식사 요법을 실행하지 말고, 의사와 상의하는 것이 좋습니다.

또 식사 후에 위가 더부룩해지는 등 소화불량일 때에는, 강판에 간 무즙을 마시면 좋습니다. 전분 소화 효소인 디아스타제 등 여러 가지 분해 효소의 작용으로 위의 활동을 증진시켜 줍니다.

요로감염증

미국과 유럽에 먼저 알려져 왔던 크랜베리의 효능

갑자기 화장실에 가고 싶거나 소변을 볼 때 통증이 생기는 '요로 감염증'은, 요로가 대장균과 같은 세균에 감염되어 염증을 일으킨 것입니다. 염증이 생긴 곳이 요도라면 '요도염', 방광이라면 '방광염', 신장이라면 '신우신염'이라고 부릅니다. 여성은 남성에 비해 요도가 굉장히 짧기 때문에, 이 요로감염증에 걸리기 쉽습니다.

요로감염증을 예방하기 위해서는 신장과 비뇨기계를 강화시켜야 합니다. 그러려면 몸을 청결히 하고 비타민 C · E 등을 섭취하여, 면역력과 저항력을 키우는 것이 중요합니다. 동시에 칼륨을 섭취하여 신장에 부담이 되는 나트륨을 몸 밖으로 배출시키는 것도 중요합니다.

칼륨은 야채와 해초, 과일 등의 식물성 식품에 많이 함유되어 있습니다. 과일 중에는 오렌지 · 그레이프프루트 · 감에 풍부하기 때문에, 디저트로 많이 드시길 바랍니다.

최근에는 크랜베리 주스와 잼이 요로감염증과 신장 질환을 예방하는 식품으로서 주목 받고 있습니다.

　미국과 유럽에서는 옛날부터 크랜베리가 방광염에 효과가 있다고 알려져 있었지만, 그 이유는 잘 몰랐습니다. 그런데 최근에 크랜베리에 함유되어 있는 '키나산'과 '프로안토시아니진'이라는 물질이 요로감염증 예방 효과가 있다는 사실이 알려지게 되었습니다.

　먼저 키나산은 체내에서 대사되면 '마뇨산'이라는 물질로 바뀌는데, 이것이 감염균의 증식을 막아 줍니다. 또 프로안토시아니진은 감염균이 요로 상피에 부착되는 것을 막는다는 사실도 밝혀졌습니다. 즉, 감염균이 상피에 부착되면 소변으로 흘러가지 않고 계속 요로에 붙어 있는데, 이를 소변으로 흘러내리게 합니다.

　크랜베리 외에 블루베리에도 같은 효과가 있음이 밝혀졌습니다.

　방광염 등 요로감염증에 걸리기 쉬운 사람은 하루 한 잔의 크랜베리 주스나 블루베리 주스를 마시거나, 토스트에 크랜베리 잼이나 블루베리 잼을 발라먹는 습관을 들이도록 하십시오.

　요로감염증을 치료하기 위해서는, 수분을 충분히 섭취할 필요가 있습니다. 대장균이 요로에 들어왔을 때 수분의 섭취가 적어 화장실에 가는 간격이 너무 길어지면, 대장균이 전혀 몸 밖으로 나오지 않고 계속 증식하기 때문에, 감염증의 증상이 나타나거나 통증이 악화되기 쉽습니다. 혹시라도 요로감염증에 걸리지 않았나 의심이 가면 바로 의사의 진찰을 받아 보도록 하십시오.

사고 · 기억력 저하

DHA와 소량의 영양소로 치매를 방지하라

　나이를 먹으니 젊을 때와 비교해 기억력이 떨어지는 것 같다고 느끼는 사람이 많습니다,

　중 · 노년층이 되어 다른 사람의 이름을 쉽게 잊어버리거나, 예전에 읽었던 책의 내용을 기억하지 못하거나, 물건을 어디에 두었는지 쉽게 잊어버리거나, 일과 대화에 집중할 수 없는 것과 같은 일들이 계속되면, 뇌가 노화된 것이 아닌가 혹은 치매가 시작된 것이 아닌가 하는 불안에 휩싸이게 됩니다.

　기억력과 사고력의 저하는 누구에게나 무서운 일입니다. 만일 가족과 지인 중에 치매에 걸린 사람이 있다면, 불안이 훨씬 더 커질 것입니다. 게다가 여성은 남성보다 알츠하이머병의 발병률이 2배 이상 높다고 합니다.

　사고력을 높이고 기억력 감퇴를 막기 위한 방법으로 예로부터 읽기와 쓰기, 주판(계산 · 사고)이 좋다고 합니다만, 식사 요법으로서 최

근 주목 받고 있는 것이 생선에 함유되어 있는 지방산인 DHA입니다.

'DHA는 인간의 뇌와 신경조직에 많이 함유되어 있는 지방산으로, 뇌에서는 뇌세포들을 잇는 돌기의 끝에 있으며, 뇌세포들의 정보 전달을 원활히 해주는 작용을 하고 있습니다. 그렇기 때문에 DHA가 부족하면 정보 전달이 원활하지 못하게 됩니다.

알츠하이머병으로 사망한 사람의 뇌를 조사해 보면, 그냥 노쇠하여 사망한 사람보다 DHA가 적다는 보고도 있습니다.

실제로 DHA에 의해 치매를 개선할 수 있다는 보고가 많으며, DHA는 알츠하이머병을 악화시키는 효소 반응을 억제하는 작용을 한다는 것이 밝혀졌습니다. 이제 DHA는, 치매를 방지하고 개선해 주는 영양소라고 기대 받고 있습니다.

DHA를 많이 함유하고 있는 생선은 장어, 참치, 방어, 고등어, 꽁치, 도미, 송어, 삼치, 정어리 등입니다. 일반적으로 등푸른 생선에 DHA가 풍부하며, 같은 생선이라도 기름기가 많은 부분에 DHA가 많이 함유되어 있습니다.

동물성 식품을 지나치게 많이 먹는 사람은, 알츠하이머병 등 치매 예방을 위해서라도 DHA가 풍부한 생선을 먹도록 식생활을 바꿔 보십시오.

여성 알츠하이머병 환자 중에는 DHA 외에도 해초와 녹황색 야채에 포함되어 있는 소량의 여러 가지 영양소가 부족한 사람이 많아, 해초와 녹황색 야채에 포함되어 있는 소량의 영양소와 알츠하이머병이 서로 관련 있지 않나 생각되고 있습니다.

보통 전업 주부는 아이가 성장하고 나면 혼자 식사하는 경우가 많으며, 또 혼자 식사하게 되면 자칫 전날 저녁에 먹다 남은 반찬으로 때우기 일쑤입니다. 이처럼 식사량이 적고, 영양이 편중되기 쉬운 것도 여성에게 알츠하이머병이 많은 원인이 아닐까 생각됩니다.

오히려 외식을 많이 하는 남성은 음식점이나 술집 등에서 의외로 영양을 충분히 섭취한다고 합니다. 집에 혼자 있다고 해서 영양이 편중된 식사를 하지 말고, 골고루 영양을 섭취하는 식사를 하십시오.

두통

혈액순환을 원활하게 하는 비타민 E가 큰 힘이 된다

언제나 두통을 호소하는 여성이 많습니다.

열이 별로 나지 않는데도 감기에 걸려 항상 머리가 무겁고, 머리가 조여 드는 것 같다, 또 월경 전에는 두통과 함께 어깨가 심하게 결린다…….

여성의 두통에는 이런 타입이 많습니다. 이것은 혈액순환 장애가 원인이 되어 생기는 두통입니다.

여성은 난소와 자궁이 있어, 골반 내 혈액순환이 원활하지 않게 되기 쉽습니다. 요통으로 힘들어 하는 여성이 많은 것도 이 때문입니다. 또 골반 내뿐만 아니라 전신 혈액순환 장애로 근육 내에 피로 물질인 젖산이 축적되고, 머리를 떠받치는 어깨와 목 근육이 긴장되어 두통이 생기기도 합니다. 어깨 결림 외에도, 월경 불순과 갱년기 장애가 원인이 되어 이런 타입의 두통이 생기는 경우도 있습니다.

혈액순환 장애에 의한 두통은, 월경 전 자궁 주변에서 혈액순환이 원활하지 못하여 생긴 혈액순환 장애가 전신에 미쳐, 그 통증이 심해지는 경우가 흔히 있습니다.

또 스트레스로 생기는 심인성 두통도 많습니다. 직장에서 하루 종일 앉아 일을 해서 오는 스트레스, 대인 관계와 경제적 불안에서 오는 정신적 피로, 자율신경 장애 등으로 두통이 생기게 되는 것입니다. 겉으로 보기에는 우울증으로 보이지 않지만, 우울증 중에는 이 심인성 두통이 원인인 우울증도 있습니다.

여성의 만성적 두통을 식사로 고치기 위해서는, 먼저 혈액순환 개선을 생각해 봐야 합니다. 일단 혈액순환을 원활하게 하는 비타민 E를 섭취하면 좋습니다. 예를 들어, 대두 식품과 올리브 오일은 둘 다 비타민 E가 풍부하기 때문에, 올리브 오일을 사용하여 두부 스테이크를 만들어 먹으면 좋을 것입니다. 특히 월경 전에 두통이 심할 때에는 비타민 E가 풍부한 식사가 통증을 완화시켜 줍니다.

국화꽃도 옛날부터 두통 등 머리의 불쾌한 증상을 개선하는 데 사용되어 왔는데, 국화는 혈액순환을 원활하게 하는 작용도 합니다. 전골 요리를 만들 때 식용 국화를 곁들이면 좋을 것입니다.

특히 약효를 기대하고 싶을 때에는 매일 국화차를 마시는 것도 좋습니다. 이때 마시기 힘들면 꿀을 넣어도 좋습니다.

요통

식초와 칼슘으로 척추부터 강화하라

언제나 허리 주위가 아프다, 특히 장시간 앉아 일을 한 후에는 통증이 심해진다, 무거운 짐을 들어올리는 순간 갑자기 허리가 삐끗하여 아팠다, 일어서지도 못하고 며칠 동안 허리가 아파 힘들었다…….

자주 듣는 이야기입니다만, '직업병이기 때문에 어쩔 수가 없다'거나 '갑자기 허리가 삐끗하여 아픈 것은 흔히 있는 일이며, 이제 나았으니 괜찮아' 하며 소홀히 여기는 사람도 많은 것 같습니다.

그러나 이런 유의 요통은 소홀히 대하면 안 됩니다. 요통은 척추와 근육의 노화가 시작되고 있다는 표시입니다. 식사와 운동으로 빠른 시일 내에 회복시키도록 하십시오.

요통이 생겼을 때 대부분의 경우는 척추가 약해지고 있다고 생각해도 좋습니다. 척추를 강화하여 요통을 막기 위해서는 칼슘과 단백질, 비타민 D를 섭취하십시오. 칼슘은 우유와 치즈에 풍부하게 함유되어 있는데, 치즈의 지방분이 염려되는 사람도 있을 것입니다. 지방분을 지나치게 섭취하면 칼슘이 지방분과 결합해서 몸 밖으로 배출되고 만다는 점을 염두에 두어 지방분이 적은 치즈를 먹으면 좋을 것입니다.

저지방 치즈는 시판도 되고 있지만, 가정에서 간단하게 만들 수도 있습니다. 따뜻하게 데운 우유 1리터에 큰숟가락 다섯 개 정도의 식초를 넣고, 분리되면 데운 거즈 등에 걸러 하룻밤 매달아 놓아 수분을 빼기만 하면 됩니다.

생선도 칼슘이 풍부한데, 특히 말린 생선에 칼슘이 많습니다. 꽃새우, 뱅어포, 말린 멸치 등을 자주 먹도록 하십시오.

멸치는 식초에 절여 먹어도 좋습니다. 멸치뿐만 아니라 식초로 조미한 생선·채소를 식사 때 곁들여 먹으면, 요통을 방지하게 됩니다. 식초는 함께 먹은 식품에 함유되어 있는 칼슘의 흡수를 도와줍니다.

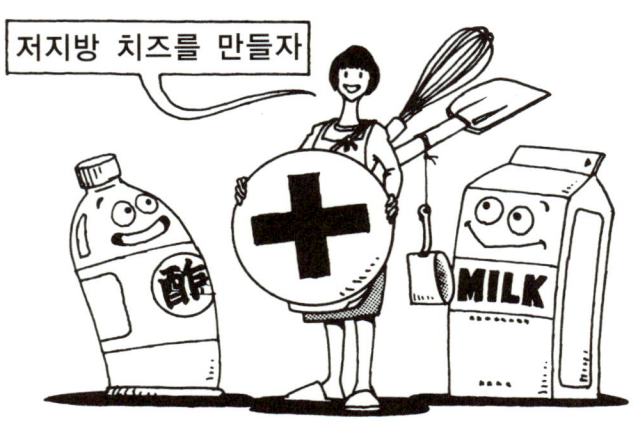

부추도 요통을 방지하는 데 효과가 있습니다. 부추에는 요통에 효과가 있는 칼슘과 비타민류가 풍부하게 함유되어 있는데다가, 혈액순환을 원활하게 하는 작용도 합니다. 다른 야채 무침에 함께 넣어 먹는 등 적극적으로 부추를 섭취하도록 하십시오.

감기 예방

저항력을 강하게 하는 비타민 A · C로 조기 대책을

가족과 직장 동료 중 누군가가 감기에 걸리면 바로 전염되고, 조금 기온 차가 심한 날이 지속되면 몸 상태가 안 좋아져 감기에 잘 걸린다, 겨우 나았다고 생각하면 또 다른 사람으로부터 전염되어, 그 해의 겨울에 여러 번 감기에 걸려 드러눕고 만다…….

이런 사람도 있는가 하면, 감기가 유행해도 좀처럼 감기에 전염되지 않는 사람도 있습니다. 감기에 쉽게 걸리는 사람의 입장에서 보면 부러운 이야기입니다만, 이는 저항력의 차이 때문입니다. 이런 감기에 대한 저항력을 키우려면 식사가 중요합니다.

감기 예방에 중요한 영양소는 비타민 C와 비타민 A입니다. 비타민 C는 바이러스와 싸우는 백혈구를 도와 몸의 저항력을 높여 주고, 비타민 A는 바이러스의 침입 경로인 코와 목의 점막을 강화시켜 줍니다.

감기가 유행하고 있을 때에는 이들 영양소가 풍부하게 함유되어 있는 야채를 적극적으로 섭취하고, 디저트로는 귤과 그레이프프루트 등 비타민 C가 풍부한 과일로 감기를 예방하십시오.

감귤류는 모두 비타민 C가 풍부한데, 특히 금귤(낑깡)은 귤의 2배가 되는 비타민 C를 함유하고 있습니다. 또 금귤은 비타민 C가 잘 흡수되도록 하는 '헤스페리딘'이라는 성분도 풍부하게 함유하고 있습니다.

과일 중에서는 감도 감기 예방에 좋습니다. 감에는 비타민 A인 카로틴과 비타민 C가 풍부하게 함유되어 있습니다. 옛날 사람들은 감이 감기 예방에 좋다는 것을 경험적으로 알고 있어, '감이 빨갛게 익기 시작하면 의사의 얼굴이 창백해진다'고 말할 정도였습니다.

이들 비타민은 감기의 예방뿐만 아니라, 감기에 걸렸을 때의 치료와 재감염 방지에도 효과적입니다.

감기에 걸리면 무리하지 말고 충분한 영양을 섭취하십시오. 감기는 만병의 근원이라고 하듯, 악화되면 성가셔집니다. 특히 고령자의 경우는 감기가 악화되기 쉽기 때문에, 감기 초기일 때 조심하는 것이 좋습니다. 감기 초기일 때에는 비타민 C는 물론이고, 체력을 키우는 영양도 섭취하여 몸을 따뜻하게 하십시오.

예를 들어, 전골이나 찌개를 먹으면, 그 속에 있는 고기를 섭취하여 체력도 키우고 배추 등 야채를 먹어 비타민 C도 섭취하며, 몸도 따뜻하게 할 수 있어 좋습니다. 또한 귤즙을 만들어 향신료로 곁들여도 좋습니다.

현기증

몸을 차갑게 하는 가지로 현기증을 격퇴하라

목욕탕에서 오래 있다 나오니 현기증이 났다, 더운 곳에 장시간 있었더니 현기증이 났다……. 이런 경험을 해본 적이 있습니까?

뜨거운 목욕탕 물에 몸을 담그거나 강한 햇볕 속에 있다 보면, 피부 혈관이 확장되고 혈액의 흐름이 갑자기 증가되어 현기증이 나게 됩니다.

그런 경험이 한두 번이었다면 괜찮지만, 항상 현기증이 난다면 괴로운 일입니다. 현기증이 나면 목욕탕 물에 천천히 몸을 담글 수도 없으며, 더운 여름 외출하는 것도 걱정이 됩니다. 사람에 따라서는 긴장할 때에도 현기증이 나는 경우가 있습니다.

현기증은 비타민 결핍과 자율신경 이상, 호르몬 분비의 불균형과 갱년기 장애가 그 원인이 되거나, 또 어떤 질병이 원인이 되기도 합니다.

현기증은 여성에게 많은데, 특별한 질병으로 인한 것이 아니라면 식생활을 개선하여 없앨 수 있으므로 식생활을 재검토해 보십시오.

혈액순환을 원활하게 하는 식품을 중심으로, 각종 비타민·단백질·철분을 풍부하게 함유하고 있는 식품을 적극적으로 섭취하십시오.

당근, 시금치, 참깨에는 이들 영양소가 풍부하게 함유되어 있습니다. 당근에 빵가루와 치즈를 입혀서 오븐에 굽는다든지, 살짝 지진 고기에 버터로 볶은 시금치를 곁들여 낸다든지 하는 색다른 요리도 좋고, 참깨를 듬뿍 넣은 나물을 다른 반찬과 함께 먹는 것도 좋을 것입니다.

또 옛날부터 가지는 몸을 차갑게 하는 효과가 있고, 현기증과 몸이 화끈 달아오르는 것을 없앤다고 전해져 오고 있습니다. 가지를 삶아 무쳐 먹거나 고기와 함께 볶아 먹는 등, 특히 여름철에는 가지를 적극적으로 권하고 싶습니다.

설사

여름에 냉방이 잘 들어오는 장소에 오래 앉아 있어 몸이 차가워지면 설사를 하게 됩니다. 또 과식을 했을 때, 냉수를 많이 마셨을 때, 음식 궁합이 좋지 않았을 때 설사를 하기 쉽습니다.

또 설사는 스트레스로 생기는 경우도 있습니다. 스트레스를 느끼면, 대장의 기능이 과민해져서 설사를 하게 되는 것입니다.

이사하고 나서 동네 사람들과의 교제에 신경을 쓰다 보니 정신적으로 피곤해져 설사를 하는 경우도 있고, 취직 면접 시 지나치게 긴장해서 설사를 하고 마는 경우도 있습니다.

이런 스트레스로 생기는 설사는 몸이 차가워 생기는 설사와 마찬가지로 보통 일과성이지만, 개중에는 '과민성 대장증후군'이라고 하여 만성적으로 설사가 반복되는 경우도 있습니다.

직장에서의 대인 관계가 나빠져 안 좋은 말을 여러 번 듣는 사이에 회사에서 자주 설사를 하게 되었다, 주말에는 설사가 멈추지만 월요일에는 다시 시작된다…….

현대 여성에게 이런 과민성 대장 증후군은 잘 나타납니다. 그러나 스트레스의 원인이 사라지면 자연히 진정되는 경우가 많습니다.

과식과 몸이 차가운 것이 원인인 설사도, 스트레스로 생기는 설사도 다량의 수분이 상실되는 것은 마찬가지입니다. 어느 경우든 탈수 증상을 막기 위해 수분을 공급하십시오. 단, 설사는 배를 따뜻하게 해주는 편이 좋기 때문에, 따뜻하게 섭취하는 것이 중요합니다.

식사는 장에 부담을 주지 않도록 가능하면 수프나 죽과 같이 소화하기 좋은 것으로 하고, 수분의 공급도 겸해 주면 좋습니다.

또 설사를 멈추게 하는 데에 좋은 것이 부추입니다.

부추를 잘게 썰어 다른 야채와 함께 죽을 만들어 먹으면 설사에 효과가 있습니다. 부추는 몸을 따뜻하게 하는 작용을 하기 때문에, 특히 몸이 차가워 생긴 설사에 효과가 큽니다. 영양학적으로 봐도 부추에는 비타민 A인 카로틴, 비타민 B군, 비타민 C와 비타민 E가 풍부하여, 설사에 의해 상실된 영양소를 보급해 줍니다.

과민성 대장 증후군에 의한 설사는 꿀을 먹어도 좋습니다. 식사를 한끼 거르고, 그대신 30~40ml의 꿀을 컵 한 잔 정도의 뜨거운 물에 잘 섞어 마시면 좋습니다. 그러나 만성화된 설사는 의사의 진찰을 받아 보는 것이 현명합니다.

3

비타민류에서부터
지금 주목 받고 있는
파이토케미칼까지

건강한 몸을 유지하기 위한 영양소를
알고 있는가?

3대 **영양소**	## 당분(탄수화물) **뇌와 신경을 움직이는 유일한 에너지원**

미용에 좋은 영양소로 비타민과 미네랄만 연상하기 쉽습니다. 그러나 무엇보다 먼저 활동하는 데 필요한 에너지를 빼놓을 수 없습니다.

에너지와 몸에 필요한 영양소에는 '당분', '지방', '단백질'이 있는데, 이것들은 그 중요성 때문에 3대 영양소라고 불립니다. 또 이들 3대 영양소 외에 양은 적지만, 몸의 활동을 원활하게 하는 데 빠뜨릴 수 없는 것이 '비타민', '미네랄'입니다.

이들 '당분', '지방', '단백질', '비타민', '미네랄'을 합쳐 5대 영양소라고 부르며, 건강은 물론 미용을 위해서도 큰 역할을 수행하고 있습니다.

먼저 5대 영양소 중의 하나이자 중요한 에너지원인 '당분'에 대해서 설명하겠습니다.

전기 제품은 전기가 없으면 작동하지 않으며, 자동차는 연료가 없으면 달릴 수 없습니다. 이것은 인간의 경우도 마찬가지여서, 몸을 움직이기 위해서는 에너지가 필요합니다. 운동하고 있는 사람은 물론이고, 수면을 취하거나 쉬고 있을 때에도 뇌와 신경, 내장은 정상적으로 활동하고 있습니다. 따라서 이런 신진대사를 위해서는 에너지가 필요합니다.

에너지원으로서 당분 · 지방 · 단백질의 3대 영양소가 필요한데, 뇌와 신경계 세포에는 당분만이 에너지원이 됩니다. 그 때문에 당분은 인간의 에너지원 중에서 가장 큰 비율을 차지하고 있습니다.

일반적으로 필요한 에너지의 60~65%는 당분에서 섭취하는 것이 이상적이라고 합니다.

당분에는 과실과 꿀에 함유되어 있는 과당과, 포도당처럼 단지 하나의 분자로 이루어지는 '단당류'와, 밥과 빵 등에 함유되어 있는 전분처럼 다수의 단당류가 모인 '다당류'가 있습니다.

식품에 함유되어 있는 당분은 소화 기관에서 단당류로 분해되고, 포도당 이외의 단당류는 간장에서 포도당으로 다시 만들어집니다. 포도당은 혈액에 의해 전신에 운반되어 에너지원이 되고, 남은 당분은 간장에서 글리코겐이라는 다당류로 다시 만들어져 간장과 근육에 저장됩니다. 글리코겐은 필요할 때 다시 포도당으로 분해되어 혈액 속에 내보내져 에너지원이 됩니다.

글리코겐으로서 보존할 수 있는 양에는 한계가 있으며, 그 한계를 넘은 것은 지방으로 만들어져 저장됩니다. 그 때문에 당분을 필요 이상으로 지나치게 섭취하면, 엉덩이 · 복부 · 내장 주변에 지방이 많이 달라붙게 됩니다.

당분을 많이 함유한 식품

(함유량/중량)

식품	함유량/중량
밥	55.6g/150g
식빵	28g/60g
단호박	16.4g/80g
누에콩	7.7g/50g
밤	22.1g/60g

어느 정도 비만이 되는지는 당분의 종류에 따라 다릅니다. 전분과 같은 다당류는 소화하는 데 시간이 걸리고, 그 사이에 에너지로 이용되기 때문에 지방으로 바뀌기 어렵습니다. 한편 단당류인 설탕은 소화가 빨리 되기 때문에, 혈액 속의 당분 양이 바로 증가되어 계속 글리코겐과 지방으로 바뀌어 갑니다.

요컨대 살찌고 싶지 않으면 당분을 가능한 한 전분과 같은 다당류에서 섭취하는 것이 좋은데, 공교롭게도 전분은 달지 않습니다. 단것을 좋아하는 사람은 커피에 설탕을 많이 넣어 마시거나, 설탕을 많이 사용한 달콤한 과자를 먹고 싶어하는데, 그러다간 살이 찌고 맙니다.

이 고민을 해결하는 방법으로서 요즘 '올리고당'이 주목 받고 있습니다.

올리고당은 소수의 단당류가 연결된 당분의 총칭이며, 자당도 넓은 의미에서 올리고당의 일종입니다. 일반적으로 '올리고당'이라는 이름으로 시중에 나온 감미료는 콩과 야채의 당분에서 추출되었거나,

유당을 원료로 하여 만들어진 특수한 올리고당입니다.

　이들 올리고당은 설탕보다 단맛이 강하기 때문에 작은 양으로 족하며, 또 소화 흡수가 잘 안 되어 설탕에 비해 살이 찌지 않습니다. 또 대장 속에서 비피더스균과 같은 좋은 균의 영양원이 되어 이들 좋은 균을 증식시키기 때문에, 변비와 대장암을 예방하기도 하고 노화를 늦춰 줍니다.

　중요한 에너지원을 맛있게 섭취하여 건강한 몸을 유지하고 싶다면, 설탕을 올리고당으로 대체하는 것이 좋습니다.

3대 영양소 · 지방

비타민의 흡수를 촉진하는 인체의 필수 영양소

체중이 염려되는 대부분의 여성의 입장에서 보면, 지방은 '비만의 원인'이라는 나쁜 인식이 강한 것 같습니다.

그러나 어쨌든 3대 영양소라고 열거할 수 있는 정도이기 때문에, 지방도 중요한 영양소입니다. 지방을 전혀 섭취하지 않으면 건강과 매끄러운 피부를 간직할 수 없습니다.

지방은 1g당 에너지가 9kcal로, 당분과 단백질의 1g당 에너지가 4kcal이데 비하면 효율이 2배 이상 됩니다. 그런 만큼 지방을 섭취하지 않으면 에너지가 부족하게 되어 피곤해지기 쉽습니다. 또 지방에 함유되어 있는 여러 가지 지방산 속에는 '필수 지방산'이라는, 인간의 몸에 필수불가결하고 체내에서 합성할 수 없는 물질이 있기 때문에, 식사를 통하여 그것들을 보충하지 않으면 안 됩니다.

또 비타민 A · D · E · K는 지용성 비타민으로 지방에 녹으며, 지방이 체내에 흡수될 때 함께 흡수됩니다. 그 때문에 식사에 지방이 함유되어 있지 않으면, 이들 비타민들도 흡수하기 어려워집니다. 지방이 부족하면 비타민 A가 부족해져 야맹증에 걸릴 수 있으며, 특히 고령 여성의 경우 비타민 D가 부족하면 골다공증에 걸릴 위험이 있습니다.

지방은 요리에 사용하는 식용유와 돼지기름 외에도 고기 · 생선 등 동물성 식품과 두류 · 곡류 등 여러 가지 식품에 함유되어 있습니다.

지방을 지나치게 섭취하면 체지방으로 축적되어 비만의 원인이 되기 때문에, 적당한 양을 섭취하는 게 좋습니다. 또 양뿐만이 아니라 여러 가지 지방산을 균형 있게 섭취하는 것도 중요합니다.

지방산의 종류는 크게 나누어 포화 지방산과 불포화 지방산이 있습니다.

지방을 많이 함유한 식품
(함유량/중량)

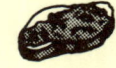 소고기 스테이크　47.5g/100g

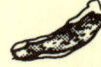 돼지삼겹살　20.7g/60g

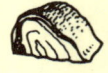 방어　17.6g/100g

포화 지방산은 주고 육류 · 우유 · 계란에 함유되어 있고, 이중결합을 하지 않는 화학 구조로 되어 있습니다. 산화되기 어려운 반면 체내에서 콜레스테롤을 만드는 작용을 하기 때문에, 지나치게 섭취하면 혈액 속의 콜레스테롤이 과도하게 증가하여 동맥 경화의 원인이 됩니다.

그 때문에 나쁘게 취급되기 쉬운데, 콜레스테롤은 세포막을 만들거나 담즙산과 비타민 D, 호르몬을 만드는 등 체내에서 중요한 작용을 합니다. 문제가 되는 것은 지나치게 섭취한 경우이고, 적당한 양의 포화 지방산은 몸에 꼭 필요합니다.

한편 불포화 지방산은 주로 생선과 식물성 식품에 함유되어 있으며, 이중결합을 합니다. 이중결합을 많이 할수록 산화되기 쉽고, 암의 원인이 되는 과산화지질이 생기기 쉽습니다.

올리브와 유채 기름에 함유되어 있는 올레인산은 이중결합을 한 번만 하기 때문에 불포화 지방산 중에서도 몸에 좋습니다.

불포화 지방산은 산화하는 대신 혈액 속의 콜레스테롤 수치를 낮추어 동맥 경화와 혈전병을 예방하는 장점이 있습니다.

그러나 이 또한 적당한 양을 섭취했을 때의 경우이고, 지나치게 섭취하면 반대로 혈전병의 원인이 되거나, 좋은 콜레스테롤까지 줄여 버리게 됩니다.

이처럼 지방산은 각각의 작용이 다르기 때문에, 고기와 같은 동물성 지방, 식물성 지방, 생선의 지방을 균형 있게 섭취해야 합니다. 일반적으로 동물성 지방이 4, 식물성 지방이 5, 어패류의 지방이 1인 비율로 섭취하는 것이 이상적입니다.

3대 영양소

단백질

**건강과 미용을 지키는 신진대사에
빠뜨릴 수 없는 성분**

또 하나의 3대 영양소인 단백질은 주로 성장기에 많이 필요합니다. 그렇다고 나이가 들었으니 그다지 필요하지 않겠지 생각하면 큰 착각입니다. 왜냐하면 우리들 인간의 몸 중에서 뇌도, 근육도, 내장도, 피부도 모두 다수의 세포가 모여 만들어졌는데, 그 세포의 주 성분이 단백질이기 때문입니다. 인간의 몸은 머리 꼭대기에서부터 발끝까지 모두 단백질을 중심으로 이루어져 있다고 봐도 좋습니다.

게다가 몸은 '신진대사'라고 하여 항상 오래된 세포가 파괴되고, 새로운 세포가 만들어지고 있습니다. 이때 오래된 세포를 구성하고 있던 단백질이 파기되고 새로운 세포를 위해서 새로운 단백질이 만들어지는데, 이는 기본적으로 20종류의 아미노산으로 합성되어 있습니다.

단백질은 아미노산이 연결된 물질로, 아미노산에는 인간의 몸에서 합성할 수 있는 것과 합성할 수 없는 것이 있습니다. 어른의 경우에는 류신·라이신·이소라이신·발린·트레오닌·메티오닌·트립

토판·페닐알라닌 등 8종류, 어린이의 경우에는 이것들에 히스티닌이 더해져 9종류의 아미노산이 체내에서 합성되지 못합니다.

이것들을 매일 식사에서 빠뜨리지 않고 섭취해야 하기 때문에, '필수 아미노산'이라고 불리고 있습니다.

아미노산은 단백질을 함유한 식품을 먹을 때 단백질이 소화되어 만들어집니다. 아미노산의 함유량은 식품에 따라 다르기 때문에, 필수 아미노산을 균형 있게 섭취할 수 있는 식생활이 건강과 미용을 위해 매우 중요합니다.

단백질이 많이 함유한 식품

(함유량/중량)

식품	함유량/중량
돼지등심	22.8g/100g
계란	7.4g/60g
전갱이	16.6g/80g
연두부	9.9g/150g
생청국장	8.3g/50g

만약 이 필수 아미노산이 부족하면 엄청난 일이 생깁니다. 즉 신진대사에 필요한 단백질을 충분히 만들 수 없게 되거나 빈혈에 걸리기도 하고, 또 병에 대한 면역 기능이 약해지거나 피부가 거칠어지고, 손톱이 아프게 되는 등 몸에 여러 가지 안 좋은 현상이 나타납니다.

또 호르몬도 단백질로 이루어져 있기 때문에, 단백질이 부족하면 기분이 우울해지거나 집중력이 떨어지고, 갱년기 자율신경 장애가 심해질 수도 있습니다.

요컨대 단백질은 인간이 살아가며 신진대사를 하는 한, 중 · 노년 층이 되어도 항상 충분한 양을 섭취할 필요가 있습니다. 또 단백질은 한꺼번에 많이 섭취하여 체내에 저장해 둘 수가 없기 때문에 매일 섭취할 필요가 있습니다.

단백질에는 고기 · 생선 · 계란에 함유되어 있는 동물성 단백질과, 콩 · 곡물에 함유되어 있는 식물성 단백질이 있습니다. 동물성 단백질에는 필수 아미노산은 많지만, 너무 동물성 단백질에만 의존하게 되면, 동물성 지방을 지나치게 섭취하게 되어 콜레스테롤과 비만이 걱정됩니다. 식물성 단백질과 적절하게 조화시켜 섭취하도록 하십시오.

5대 영양소 중의 하나인 비타민은 당분·지방·단백질처럼 많은 양이 필요 없고, 몸의 구성 성분도 에너지원도 아닙니다. 그러나 이들 영양소의 대사를 도와주기도 하고 몸의 저항력을 높이기도 하여, 몸이 여러 가지 생리 현상을 수행할 때 윤활유와 같은 작용을 합니다. 요컨대 비타민은 인간이 살아가는 데 있어 빠뜨릴 수 없는 영양소이며, 미용과 노화 예방에 관계가 있습니다.

미용을 위한 식생활을 연상할 때 먼저 비타민을 떠올리는 사람이 많은 것도 이 때문일 것입니다. 비타민 K 이외의 비타민은 체내에서 합성할 수 없기 때문에, 식사로 섭취해야 합니다. 어떤 비타민 하나가 부족하면, 각 비타민 특유의 결핍증이 생깁니다.

먼저 비타민을 섭취하는 데 있어 지방에 녹는 지용성 비타민과 물에 녹는 수용성 비타민이 있다는 것을 알아 두시기 바랍니다.

지용성 비타민은 비타민 A·D·E·K 4종류이며, 식품 속에서 지방에 녹아 존재하고 있습니다. 필요량보다 더 많이 섭취한 분량은 몸에 저장해 둘 수 있지만, 지나치게 섭취하면 과잉증이 되는 경우도 있기 때문에, 지용성 비타민을 섭취할 때에는 과잉 섭취하지 않도록 주의가 필요합니다.

그런 반면 수용성 비타민은 비타민 B군(비타민 B1 · B2 · B6 · B12 · 나이아신 · 판토텐산 · 엽산 · 비오틴)과 비타민 C을 합해 9종류입니다. 그밖에 정식으로 비타민으로 분류되어 있지는 않지만, 비타민과 같은 물질로 불리는 비타민 P와 U도 수용성입니다.

수용성 비타민의 경우 지나치게 섭취한 것은 소변에 녹아 몸 밖으로 빠져 나갑니다. 그래서 지나치게 섭취할 염려는 없지만, 체내에 저장되지 않기 때문에 매일 섭취하지 않으면 부족해지고 맙니다. 씻거나 불을 가하면 줄어들기 때문에 넉넉하게 섭취하도록 하십시오.

또 지용성 · 수용성 비타민류 중에는 장기 보존이나 열과 빛 등으로 감소하는 것도 많습니다. 야채를 많이 사서 오래 보존하면 비타민이 상실되고 맙니다.

이들 비타민은 결핍증이 나타날 만큼 부족한 사람은 별로 없지만, 잠재적 결핍증이 있는 사람이 늘어나고 있다는 보고도 있습니다.

비타민의 필요량은 사람에 따라 다릅니다. 스트레스가 많은 생활을 하는 사람과 스트레스에 약한 사람은 비타민 C, 다이어트를 하고 있는 사람은 비타민 B군, 피부가 거칠거칠한 사람은 비타민 A와 C, 냉증이 있는 사람은 비타민 E, 햇볕을 별로 쬐지 않는 사람은 비타민 D를 보통 사람보다 넉넉하게 섭취할 필요가 있습니다.

비타민 중에는 면역력을 높이고, 노화와 암의 원인이 되는 활성 산소의 폐해를 없애는 작용을 하는 것도 많습니다. 또한 암과 생활 습관병, 노화를 예방하기 때문에 적극적으로 섭취하십시오.

비타민류
비타민 A – 건강한 피부와 손톱, 점막을 만들기 위한 필수 영양소

비타민 중에서도 특히 미용과 깊이 관련 있는 것이 비타민 A, 비타민 B군, 비타민 C, 비타민 E 입니다.

옛날부터 '비타민 A가 부족하면 야맹증에 걸린다'고 합니다. 야맹증은 어두워지면 물체가 보이지 않게 되는 병입니다. 야맹증에 걸릴 정도는 아니더라도, 비타민 A가 부족하면 눈이 쉽게 피곤해지고 시력이 떨어집니다. 눈의 망막에는 비타민 A와 단백질이 결합된 '로드프신'이라는 물질이 있는데, 이는 비타민 A가 눈의 건강에 얼마나 관계가 깊은지를 말해 줍니다.

시력은 나이를 먹음에 따라 아무래도 떨어지기 때문에, 비타민 A를 섭취하여 그것을 조금이라도 예방하기 바랍니다.

또 비타민 A는 눈과 기관, 내장의 점막과 피부 건강을 지켜 주는 작용도 합니다. 그 때문에 비타민 A가 부족하면, 목과 코의 점막이 약해져 병원균을 차단하기 어려워 쉽게 감기에 걸립니다. 업무로 인해 자주 컴퓨터를 사용하는 사람 중에는 눈의 점막이 건조해지는 '안구

비타민 A를 많이 함유한 식품

(함유량/중량)

	소 간	660μg/60g
	장어 양념구이	900μg/60g
	단호박	462μg/70g
	부추	472μg/80g

건조증'으로 고민하는 사람이 많은데, 비타민 A가 부족하면 이 안구 건조증에 걸리기 쉽습니다. 게다가 비타민 A가 부족하면 피부와 손톱, 모발도 건조해져 각질화되기 쉬워 미용에 좋지 않습니다.

이처럼 중요한 작용을 하는 비타민 A는 간·장어·녹황색 야채 등에 함유되어 있는데, 동물성 식품과 식물성 식품 사이에서는 그 형태가 다릅니다. 비타민 A는 화학적으로는 '레티놀'이라는 물질인데, 동물성 식품에는 이 레티놀 자체가 함유되어 있는 것에 비해, 식물성 식품에서는 '카로티노이드'라는 색소의 형태로 함유되어 있습니다.

카로티노이드는 녹황색 야채의 선명한 색채의 기초가 되는 물질로, 자연계에서 600종류가 확인되어 있습니다. 인간이 소화 흡수 할 수 있는 것은 그중의 일부이며, 그중의 몇 개는 혈액 속 비타민 A의 농도가 낮아질 때 비타민 A로 변환됩니다. 특히 비타민 A로의 변환 효율이 좋은 것이 당근과 시금치에 함유되어 있는 β카로틴입니다.

비타민 A를 β카로틴의 카로티노이드로 섭취하는 것은, 비타민 A 그 자체를 섭취하는 것과 비교해 커다란 이점이 있습니다.

필요 이상으로 섭취한 비타민 A는 약 90%가 간장에 저장되고, 양이 많으면 두통과 현기증, 구역질 등의 과잉증이 나타나게 됩니다. 그러나 카로티노이드로 섭취하면 필요할 때까지 비타민 A로 변환되지 않기 때문에 그럴 염려가 없으며, 카로티노이드 그 자체로 저장되어 있어도 과잉 증상이 나타날 염려가 없습니다. 양을 신경 쓰지 않고 필요할 때까지 체내에 저장해 둘 수 있다는 것은 고마운 일입니다.

또 β카로틴은 비타민 A로 변환되지 않아도 중요한 작용을 합니다. 피부가 거칠거칠해지는 것과 기미 · 주름 등의 노화, 동맥경화와 심장병, 암의 원인이 되는 활성 산소를 제거하고, 몸과 피부를 생기 있고 건강하게 지켜 줍니다.

β카로틴은 그냥 그대로도 비타민 A로서 활약해 주는 일석이조의 영양소라고 말할 수 있습니다. 그러므로 녹황색 야채를 매일 먹어 비타민 A 섭취량의 반 이상을 β카로틴으로 섭취하는 것이 바람직합니다.

비타민류

비타민 B군 — 지방 대사를 촉진시켜 피로와 거친 피부를 잡는다.

인간의 체내에서는 당분·지방·단백질을 분해하여 에너지를 추출하는 등, 효소의 작용에 의해 여러 가지 대사가 이루어지고 있습니다. 이 대사를 돕는 작용을 하는 것이 비타민 B군입니다.

비타민 B군이 많이 함유되어 있는 식품

비타민 B_1	돼지고기 로스트, 다랑어, 가자미, 오크라
비타민 B_2	소 간, 돼지 간, 굴, 송이버섯
비타민 B_6	고등어, 연어, 감자, 계란
비타민 B_{12}	청국장, 치즈, 해초

비타민 B군은 종류가 많고, 필수 비타민만 해도 8종류나 됩니다. 그중에서도 비타민 B_1·B_2·B_6는, 미용과 여성에게 잘 나타나는 여러 가지 증상과 관계가 깊습니다.

먼저 비타민 B_1은 당분의 대사를 돕는 비타민의 하나로, 특히 뇌에서 포도당이 에너지로 변환되는 것을 도와줍니다. 그 때문에 비타민 B_1이 부족하면 피로와 권태감을 느끼거나, 손발이 부어오르거나, 정신이 불안해질 수 있습니다.

당분의 대사가 충분하지 않으면, 뇌뿐만 아니라 몸의 여기저기에 젖산 등의 피로 물질이 쌓입니다. 이것이 피로와 나른함의 원인이 되기 때문에, 피로를 느끼면 비타민 B₁을 적극적으로 섭취하십시오. 실제로 피로 회복용 드링크 중에는 비타민 B₁을 주 성분으로 한 것이 많습니다.

비타민 B₂는 지방의 대사를 돕는 영양소입니다. 따라서 이것이 부족하면 식사로 섭취한 지방이 체지방이 되어 살이 찌거나, 구내염에 걸리거나, 피부에 기름기가 많아져 여드름과 지방 좁쌀이 생기기 쉬워집니다.

그래서 비타민 B₂는 다른 이름으로 '미용 비타민'이라고도 불립니다. 특히 다이어트를 하고 있는 사람의 경우, 체지방을 에너지로 바꾸어 줄이고 싶다면, 비타민 B₂를 보통 사람보다 많이 섭취할 필요가 있습니다.

비타민 B₆는 단백질과 그 성분인 아미노산의 대사와 관계가 있는 비타민인데, 비타민 B₂와 마찬가지로 피부 건강과 관계가 깊습니다. 이것이 부족하면 비타민 B₂가 부족한 경우와 같이 피부가 거칠어지거나, 피부에 기름기가 많아져 지방 좁쌀이 생기거나, 구내염에 걸리기 쉽습니다. 또 비타민 B₆는 비타민 C와 함께 마음을 평온하게 하는 신경 전달 물질인 '세로토닌'의 합성에 관여하기 때문에, 이것이 부족하면 우울증과 불면증 증상을 일으키게 됩니다.

또 여성 호르몬의 불균형으로 인해, 월경 전에 몸이 나른하거나 두통이 생기는 등 불쾌한 증상이 나타나는 사람과, 갱년기에 부정 수소(不定 愁訴: 스트레스 따위의 심신 장애로 어깨가 쑤시거나 마음이 불쾌해지는 등 원인이 확실하지 않은 불쾌감)를 호소하는 사람이 많은데, 이들 증상도

비타민 B6를 충분히 섭취함으로써 완화시킬 수 있습니다

갱년기 여성에게는 같은 비타민 B군인 나이아신도 중요합니다. 나이아신은 영양소의 대사 외에 혈액순환을 원활하게 하기도 하고, 에스트로겐(여성 호르몬)의 합성을 돕는 작용도 하기 때문에, 갱년기 두통과 냉증을 완화시켜 줍니다.

또 비타민 B12는 '붉은 비타민'으로 알려져 있는데, 적혈구를 구성하여 빈혈을 막거나, 신경계의 건강을 유지하여 정신을 안정시켜 집중력과 기억력을 높이는 데 도움이 됩니다.

이처럼 비타민 B군 중에는 피부를 아름답게 지켜 주고, 갱년기의 심신 건강을 지켜 주는 작용을 하는 것이 많습니다.

비타민류
비타민 C – 콜라겐의 생성을 도와 기미 · 주름을 예방한다

우리들 몸에서는 '콜라겐'이라고 불리는 단백질이 세포와 세포를 붙이는 접착제 역할을 수행하여, 근육과 혈관과 뼈를 강화시킵니다. 또 콜라겐은 피부의 윤기를 지키고, 주름이나 기미 · 주근깨가 생기는 것을 막아 주는 작용도 합니다.

식품에서 섭취한 단백질에서 이 콜라겐을 합성하기 위해 빠뜨릴 수 없는 작용을 하고 있는 것이 비타민 C입니다. 실제로 갱년기 이후의 여성에게 많은 골다공증 환자 중에서도, 비타민 C를 자주 섭취하

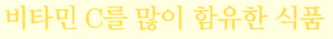

비타민 C를 많이 함유한 식품

(함유량/중량)

 완두콩   13.5mg/15g

 콜리플라워 56.7mg/70g

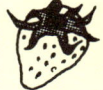 딸기   74.4mg/120g

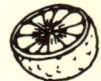 오렌지   60mg/100g

는 사람이 더 골밀도가 높다고 합니다.

기미와 주근깨를 예방하기 위해서는, 콜라겐뿐만 아니라 비타민 C 그 자체도 효과가 있습니다. 기미와 주근깨는 멜라닌 색소의 침착에 의해 생기는데, 비타민 C가 이 색소 침착을 막아 주기 때문입니다.

또 '비타민 C를 많이 섭취하면 감기에 잘 걸리지 않는다'는 이야기가 있는데 이것은 사실입니다. 비타민 C는 백혈구의 활동을 도와 면역력을 높여 주기 때문에 감기 등의 감염증에 쉽게 걸리지 않습니다.

게다가 비타민 C는 병원균에 대한 저항력뿐 아니라, 스트레스에 대한 저항력도 높여 줍니다. 스트레스를 받았을 때 우리들 몸은 부신 피질 호르몬과 카테콜라민 등의 호르몬을 만들어 스트레스에 대항하는데, 이것들의 생성에 비타민 C가 필요합니다. 요컨대 스트레스가 많은 사람은 그만큼 많은 비타민 C를 섭취하는 게 좋습니다.

또 하나, 비타민 C의 큰 효과로서 항산화 작용도 빠뜨릴 수 없습니다. 비타민 C는 활성 산소를 제거하여 체내의 산화를 막음으로써, 동맥경화 등 생활 습관병과 암, 피부의 노화를 예방해 줍니다.

이밖에 비타민 C는 더위에 대한 적응력을 높여 여름 타는 것을 막아 주고, 소변이 나오기 쉽게 하고, 변을 부드럽게 하여 변비를 없애는 작용도 합니다. 비타민 C는 비타민 중에서도 특히 많은 작용을 하는 비타민이라고 말해도 좋을 것입니다.

비타민류
비타민 E – 비타민 C와 더불어 과산화지질을 격퇴한다

예전에 비타민 E는 다른 비타민에 비해 별로 중요한 작용을 하지 않는 것으로 생각되었지만, 지금은 노화를 방지하는 항산화 비타민으로서 주목을 받고 있습니다.

현재 노화의 원인이라고 지목되고 있는 것이 세포막의 지방과 활성 산소가 결합하여 생긴 '과산화지질'인데, 비타민 E는 이 과산화지질에서 산소를 빼앗아 스스로 산화함으로써, 과산화지질을 원래 지방으로 되돌립니다. 산화한 비타민 E는 활성을 잃지만, 비타민 C의 작용으로 원래 비타민 E로 되돌아올 수 있습니다. 요컨대 비타민 E의 항산화 작용은 비타민 C보다 효과적입니다.

과산화지질은 두피의 모공에서는 탈모와 백발의 원인이 되고, 피부에서는 기미와 주근깨의 원인이 되며, 혈관에 침착하면 혈액순환이 원활하게 되지 않아 동맥경화를 일으키게 됩니다. 또 발암물질을 생성하여 암의 원인이 될 수도 있으며, 뇌에서는 알츠하이머병을 진행

비타민 E를 많이 함유한 식품

(함유량/중량)

식품	함유량
빙어	0.4mg/50g
새우	2.7mg/80g
대구알	2.8mg/40g
시금치	1.7mg/80g
올리브유	0.8mg/10g

시키는 등 무서운 물질입니다.

비타민 E는 이 과산화지질을 격퇴하여 탈모와 피부가 거칠어지는 것을 예방하며, 암과 알츠하이머병을 막아 주고, 혈액순환을 원활하게 해줍니다.

또 피부의 말초 혈관을 확장시키는 작용도 하여, 이로 인해 혈액순환이 원활해져 어깨 결림과 냉증 · 냉방병 등을 개선해 줍니다.

게다가 비타민 E는 뇌하수체에 작용하여 성호르몬의 분비를 촉진하는 작용도 하기 때문에, 이에 의해 피부에 윤기가 생기고, 생리통과 월경 전의 불쾌감이 개선되며, 불임증을 예방하기도 합니다.

비타민 E는 이만큼 유효한 비타민인 반면, 이것이 부족하면 어깨 결림이나 불임과 같은 여러 가지 나쁜 증상이 생기기도 하고, 노화가 빨리 진행됩니다. 임신중인 사람은 비타민 E가 부족하면 유산되기 쉽기 때문에 특히 주의가 필요합니다.

<table>
<tr><td>**5**대
영양소</td><td>미네랄
신체 기능을 조절하여 몸을 건강하게
유지해 준다</td></tr>
</table>

비타민과 마찬가지로 5대 영양소 중의 하나인 미네랄도 최근 주목을 받고 있습니다. 미네랄이라고 하면 먼저 미네랄 워터를 연상하는 사람도 있을지 모르겠지만, 이는 '광물', '무기질'이라고 해석할 수도 있으며, 자연과학 분야에서는 원소 형태로 존재하는 물질을 가리킵니다.

여러 가지 미네랄 중에서 몸에 필요한 미네랄을 '필수 미네랄'이라고 부릅니다. 암석의 성분과 같은 광물과 금속이 인간에게 영양을 준다고 하면 이상하게 들릴 수도 있지만, 미네랄은 인간에게 있어 중요한 영양소입니다.

인간의 몸은 95~98%가 유기 화합물이며, 나머지 4~5%가 미네랄로 이루어져 있습니다. 그 미네랄 중 99% 이상을 칼슘·인·칼륨·유황·염소·나트륨·마그네슘 등 7개의 원소가 차지하고 있으며, 이것을 '주요 미네랄'이라고 부릅니다. 그 외에도 철분·구리·

아연 등, 필요량은 매우 미량이지만 체내에서 중요한 작용을 하는 미네랄이 몇 개 있습니다.

이들 필수 미네랄은 각기 몸의 여러 가지 기능을 유지 · 조절하고, 뼈와 치아를 튼튼하게 하는 작용을 합니다.

그 때문에 미네랄이 만성적으로 부족하면, 심장병이나 암 · 골다공증에 걸리기 쉽고, 몸 상태와 모발, 피부 상태가 나빠지기도 합니다. 대부분의 미네랄이 풍족해도, 한 가지 미네랄이 부족하여 결핍증이 생기는 경우도 있습니다.

미네랄류는 어떤 것도 체내에서 합성되지 못하기 때문에, 식사로 섭취하는 수밖에 없습니다. 물론 과잉 섭취는 문제가 됩니다. 미네랄은 어느 정도는 부족할 때를 대비해서 몸에 저장해 둘 수 있지만, 지나치게 섭취하면 중독 증상을 일으킬 수 있으니 주의하십시오.

또 미네랄과 미네랄, 미네랄과 비타민이 협력하여 활동하는 경우가 많기 때문에, 균형 있게 섭취할 필요가 있습니다.

미네랄을 많이 함유되어 있는 식품 (철분 · 칼슘 이외)	
칼륨	감자류, 야채, 과일 전반
나트륨	조미료, 염장 식품
마그네슘	어패류, 우엉, 시금치, 바나나, 두유
아연	굴, 간, 계란 노른자

예를 들어, 협심증은 심장의 관상동맥이 경련을 일으켜 발생하는데, 이러한 혈관과 근육의 경련은 칼슘 섭취량이 많고 마그네슘이 부족하여 일어납니다. 그 때문에 칼슘과 마그네슘의 필요량을 충족시키면서 균형 있게 섭취해야 협심증을 예방할 수 있습니다.

또 철분은 나중에 다시 언급하겠지만, 혈액을 만드는 데에 중요한 미네랄인데, 구리는 철분의 흡수를 돕습니다. 철분을 충분히 섭취해도 구리가 부족하면 빈혈에 걸릴 수 있으니 주의가 필요합니다.

다이어트나 편식에 의해 미네랄의 균형이 깨지는 경우가 많습니다. 특히 현대인의 식생활로는 칼슘과 칼륨, 마그네슘 등 해초와 야채에 많이 함유되어 있는 미네랄이 부족해지기 쉽습니다.

쉽게 피곤해지는 사람과 빈혈이 있는 사람, 쉽게 불안하고 초조해지는 사람, 스트레스가 많은 사람은 미네랄이 부족하거나 미네랄의 균형이 깨졌을 가능성이 있기 때문에 편식하지 않는 식생활을 하도록 유념하십시오.

미네랄류

철분 - 빈혈을 예방하고 그에 동반되는 불쾌한 증상을 완화한다

미네랄 중에서도 여성의 건강에 빠뜨릴 수 없는 것이 '철분'과 '칼슘'입니다. 건강 진단 시 '빈혈'이나 '빈혈기가 있다'는 진단을 받아 본 적이 없습니까?

빈혈의 대부분은 철분이 부족하여 생기는 '철 결핍성 빈혈'입니다. 철분은 적혈구 색소인 '헤모글로빈'의 중요한 성분이기 때문에, 철분이 부족하면 헤모글로빈의 양이 줄어들고 맙니다.

헤모글로빈은 전신에 산소를 운반하는 중요한 작용을 하기 때문에, 이것이 줄어들면 뇌와 몸에 산소가 부족하게 되어 쉽게 현기증이 나거나, 심장이 두근거리기도 하고 숨이 차게 됩니다. 또 쉽게 피곤해지고, 어깨와 근육이 뻐근해집니다. 또한 안색이 안 좋아지거나, 몸이 차가워지기도 합니다.

철분을 많이 함유한 식품

(함유량/중량)

식품	함유량
돼지 간	7.8mg/60g
바지락	1.9mg/50g
계란 노른자	1.3mg/22g
참깨	1.0mg/10g
콩가루	1.4mg/15g

이 철 결핍성 빈혈은 여성에게 압도적으로 많습니다.

여성은 월경을 할 때 철분이 혈액과 함께 상실되기 때문에, 철분이 만성적으로 결핍되기 쉽습니다. 특히 월경 과다인 여성은, 매월 상실되는 철분의 양이 많기 때문에 빈혈에 걸리기 쉽습니다. 또 다이어트도 빈혈의 큰 적입니다.

철 결핍성 빈혈은 증상이 나타나지 않는다고 해서 안심해서는 안 됩니다. 증상이 나타나지 않아도 철분 결핍 상태에 있는 사람이 많기 때문입니다.

인간의 몸에서 철분은 70% 정도가 '기능 철분'이라고 하여 헤모글로빈으로 활동하고 있으며, 30% 정도가 간장에 '저장 철분'으로 저장되어 있습니다.

기능 철분이 부족해지면 저장 철분으로 보충되기 때문에, 저장 철분이 있는 동안에는 증상도 나타나지 않고, 혈액 검사에서도 이상이 나타나지 않습니다. 그러나 저장 철분이 아직 바닥이 나진 않았어도 감소된 상태에 있는 사람은 실로 많습니다.

식생활을 개선하지 않고 그냥 방치해 두면, 저장 철분이 바닥나 헤모글로빈이 적어져 앞에서 말한 여러 가지 증상이 나타나게 됩니다.

철분은 흡수율이 낮기 때문에 부족해지기 쉽습니다. 건강 검진에 이상이 없다고 나와도 안심하지 말고, 철분이 풍부한 식품을 적극적으로 섭취하십시오.

미네랄류
칼슘 - 골다공증뿐만 아니라, 무서운 생활 습관병도 예방한다

칼슘은 인간의 몸에 함유되어 있는 미네랄류 중에서도 가장 양이 많고, 그 99%는 주로 인과 결합하여 인산 칼슘이 되어 뼈와 치아에 함유되어 있습니다. 나머지 1%의 칼슘은 혈액·근육·신경에서 신경의 흥분을 억제하거나 심장의 고동을 일정하게 유지하는 작용도 합니다. 칼슘이 부족하면 쉽게 불안해지고, 때로는 심근경색을 일으키기도 합니다.

또 혈중 칼슘이 부족하면, 부갑상선의 작용으로 뼈와 치아의 칼슘을 녹여냅니다. 뼈와 치아의 칼슘은 신진대사에 의해 항상 일정량이 교체되고 있는데, 칼슘이 부족하면 뼈와 치아에서 칼슘이 자꾸 빠져나갑니다. 그래서 뼈와 치아의 칼슘이 적어져 꼽추병과 골다공증을 초래하게 됩니다.

특히 골다공증은 호르몬과 관련되어 갱년기 이후 여성이 걸리기 쉽습니다. 골다공증에 걸리면 뼈가 약해지고 골절되기 쉬우며, 자칫하다가는 자리에 누워 일어나지 못하게 됩니다.

이것을 예방하기 위해서는 식사와 운동에 의해 성장기에 단단한 뼈를 만들고, 젊었을 때부터 칼슘을 충분히 섭취하여 그것을 유지하며, 특히 현저하게 골밀도가 감소되는 폐경 후 5년 동안은 칼슘의 유출을 가능한 한 억제하는 것이 중요합니다. 칼슘은 운동하지 않으면 뼈에 축적되기 어렵기 때문에,

칼슘을 많이 함유한 식품

(함유량/중량)

	식품	함유량
	마른멸치	220mg/50g
	뱅어포	78mg/15g
	가공치즈	126mg/20g
	유부	135mg/50g
	쑥갓	84mg/70g

적당한 운동을 하는 동시에 칼슘이 풍부한 식품을 충분히 섭취하시길 바랍니다.

만약 칼슘 부족이 장기간에 이르러 뼈와 치아에서 칼슘이 계속 녹기 시작하면, 혈중 칼슘의 농도가 오히려 과잉되어 혈압이 올라가거나, 칼슘이 콜레스테롤과 함께 혈관벽에 침착합니다. 결국 고혈압과 동맥 경화를 진행시키게 됩니다. 이들 생활 습관병을 예방하기 위해서라도 칼슘은 중요한 영양소입니다.

칼슘은 식품에 따라 흡수율이 다릅니다. 우유의 흡수율이 약 50~60%로 가장 높습니다. 그 외의 식품은 약 30% 정도인데, 비타민 D와 K · 단백질 · 탄수화물과 함께 섭취하면 흡수율이 올라갑니다.

한편 고기와 가공 식품에 많이 함유되어 있는 인을 지나치게 섭취하면, 칼슘의 흡수율이 방해를 받습니다. 칼슘의 섭취량은 다른 영양소와의 조화에도 크게 좌우된다는 것을 명심하십시오.

6의 **영양소** 식이섬유

장내를 청소하여 변비와 대장암을 예방한다

지금까지 건강을 유지하는 데 빠뜨릴 수 없는 5대 영양소에 대해서 설명하였습니다. 그러나 아직 주시해야 할 영양소가 있습니다. 식이섬유가 그 하나인데, 그 건강 효과 면에서 '제6의 영양소'라고 불립니다.

영양소는 보통 소화·흡수되어 몸에 도움이 되는데, 식이섬유는 예외입니다. 식이섬유란 식물의 성분 중 인간의 소화 효소로 소화되지 않는 성분의 총칭이며, 소화되지 않음으로써 오히려 도움이 됩니다.

소화되지 않는 것이 도움이 된다고 하면 이상하게 들릴지 모르지만, 식이섬유는 소화되지 않는 채로 소화 기관을 통과하기 때문에, 위벽을 자극하여 소화 기관의 작용을 활발하게 하기도 하고, 변비를 예방·해소해 주기도 합니다. 식이섬유에는 잘 익은 과실·해초 등에 많이 함유되어 있는 물에 잘 녹는 타입과, 야채·콩류 등에 많이 함유

식이섬유를 많이 함유한 식품

(함유량/중량)

식품	함유량/중량
완두콩	2.5g/50g
우엉	2.9g/50g
무말랭이	2.0g/10g
키위	2.5g/100g
톳	2.2g/5g

되어 있는 물에 잘 녹지 않는 타입이 있습니다. 수용성은 변을 부드럽게 해주고, 불용성은 변의 양을 늘려 주는 식입니다. 물론 둘 다 변비의 예방과 해소에 효과적입니다.

이처럼 변비를 예방하면 대장암도 예방하게 됩니다. 변비에 걸리면, 음식에 함유되어 있는 발암물질과 장 안에서 만들어진 발암물질이 오래 체내에서 머물기 때문에, 대장암에 걸릴 위험이 커집니다. 그러나 식이섬유를 충분히 섭취함으로써 변비가 나아지면, 장내에 발암물질이 있어도 변과 함께 빨리 몸 밖으로 나오게 됩니다.

또 식이섬유는 음식에 함유되어 있는 콜레스테롤과 소장의 소화액인 담즙에 함유되어 있는 콜레스테롤을 흡착합니다. 그 때문에 콜레스테롤 수치를 내려 동맥 경화를 예방하는 작용도 합니다.

단, 식이섬유를 과잉 섭취하면 힘들게 섭취한 중요한 미량 영양소를 흡착하여 밖으로 내보내 버리기 때문에, 지나친 섭취는 삼가십시오.

식이섬유는 인간의 체내에는 흡수되지 않지만, 장내에 살고 있는 유산균의 영양원이 되어 이들을 증식시킵니다. 유산균은 비타민류를 합성하기도 하고, 외부에서 들어오는 나쁜 균과 싸우는 좋은 균이기 때문에, 이것이 늘어나면 장내의 환경이 좋아집니다.

또 하나, 특히 수용성 식이섬유는 물을 함유하여 부풀어오르기 때문에, 소량으로도 배가 부르고 에너지원이 되지 않아 다이어트에 도움이 됩니다. 단, 식이섬유만을 지나치게 섭취하여 다이어트를 하면, 설사의 원인이 되기 때문에 주의가 필요합니다.

식이섬유는 주로 식물성 식품에 함유되어 있지만, 사실은 동물성 식이섬유도 몇 종류 존재합니다. 그 대표적인 것이 새우와 게의 껍질에 함유되어 있는 '키틴'입니다.

키틴은 지금까지 말해 온 식이섬유의 기본적인 작용 외에도, 면역력을 높여 병에 걸리지 않게 하는 작용이 있어 요즘 주목을 받고 있습니다. 게와 새우의 튀김 요리와 꽃새우를 사용한 요리 등, 껍질째 먹을 수 있는 요리로 키틴을 적극적으로 섭취하십시오.

최근에는 게의 껍질을 주 원료로 키틴을 가공하여 만든 키틴·키토산도 개발되어 건강 보조 식품으로 시판되고 있으며, 키틴·키토산이 들어 있는 어묵과 비스킷이 특정 보건 식품으로서 인가되고 있습니다.

키틴·키토산은 키틴의 식이섬유 기능과 면역력을 높이는 작용을 활용한 것입니다. 이는 변비, 사십견과 오십견, 요통, 갱년기 장애 등 많은 증상에 좋다고 합니다. 키틴·키토산은 이런 만성적인 증상으로 힘들어 하는 사람과 몸의 저항력이 약해 쉽게 병에 걸리는 사람들에게 기대할 수 있는 식품입니다.

변비에 좋은 식물성·동물성 식이섬유는 둘 다 여성에게 있어 고마운 영양소입니다.

7의 영양소

파이토케미칼

항산화 작용을 하여 노화와 스트레스를 예방한다

지금까지 언급한 영양소는 당분·지방·단백질·비타민·미네랄 등 5대 영양소와 식이섬유였습니다만, 최근에는 또 다른 영양소가 주목을 받고 있습니다. 야채와 과일, 곡물 등의 식물성 식품 중에 비타민 C가 아닌데도 항산화 작용을 하는 물질이 발견되어 '후드 펙터(Food Factor)-기능성 성분'이라든지 '파이토케미칼-식물의 약'으로 불리고 있습니다. 이것들은 식이섬유 다음으로 제7의 영양소라고 불리고 있습니다.

파이토케미칼로서 잘 알려져 있는 것 중에는, 예를 들어 적포도주에 풍부하게 함유되어 있는 '폴리페놀'이 있습니다. 이것은 동물성 지방을 많이 섭취하는 프랑스인이 심장병 등 생활 습관병으로 인한 사망률이 적은 이유로 적포도주가 주목을 받자 발견된 것으로, 폴리페놀의 종류는 300종류 이상이라고 합니다.

포도 껍질과 블루베리에 함유되어 있는 '안토시아닌'과 양파와 브

대표적인 파이토케미칼과 그것을 함유한 식품	
β카로틴	당근, 단호박, 오렌지, 파파야
리코핀	토마토, 수박
플라보노이드	양파, 바나나, 레몬, 파인애플
설폴라페인	브로콜리
카테킨	녹차
이소플라본	대두
폴리페놀	적포도주

로콜리에 함유되어 있는 '프라보놀류'도 폴리페놀의 일종입니다.

그 밖에 β카로틴을 비롯하여 카로티노이드, 엽록소에 해당하는 클로로필, 당근과 양파의 냄새의 원인이 되는 유황 화합물인 아리신, 콩에 함유되어 있는 대두 사포닌도 파이토케미칼입니다. 파이토케미칼의 종류는 전부 수백 종, 수천 종에 이른다고 합니다.

다수의 파이토케미칼 중에서 뚜렷한 효과가 있는 것으로 알려져 있는 것은 극히 일부입니다. 그 효과는 주로 활성 산소를 제거하는 항산화 작용입니다. 그 외에 안토시아닌은 눈의 기능을 높이고, 아리신은 비타민 B의 효과를 오래 가게 하며, 대두 사포닌은 암세포와 에이즈 바이러스의 증식을 억제하는 등 각자 여러 가지 효과가 있습니다.

파이토케미칼의 효과는 여러 가지이기 때문에, 식사로 가능한 한 많은 종류의 파이토케미칼을 섭취하십시오. 그러려면 한끼 식사 때마다 복수의 식품을 섭취하는 동시에, 여러 가지 색깔의 야채와 과일을 섭취하는 것이 좋습니다. 파이토케미칼은 주로 식물의 색소와 향기의 성분이 되기 때문에, 여러 가지 색의 야채를 먹으면 다수의 파이토케미칼을 섭취할 수 있습니다.

파이토케미칼
리코핀 – 암을 예방하며 기미·주근깨도 막아 준다

파이토케미칼 중에서도 미용과 건강에 효과가 큰 것이 '리코핀', '이소플라본', '카테킨', '참깨 리그난'입니다. 과일 가게에서 아주 잘 익은 새빨간 토마토를 보면 싱싱해 보여 무의식 중에 사고 싶어지는데, 이 빨간색이 카로티노이드의 두 가지 색소인 'β카로틴'과 '리코핀'으로 이루어져 있습니다.

리코핀은 같은 카로티노이드의 일종이지만, β카로틴처럼 비타민 A로 바뀌는 일은 없습니다. 그 대신 항산화 작용이 매우 강해 무려 비타민 E의 100배, β카로틴의 2배나 된다고 합니다.

이 강력한 항산화 작용에 의해 리코핀은 신체 조직이 산화되는 것을 막고, 우리들 몸을 암으로부터 지켜 줍니다. 여러 가지 연구에서 리코핀이 유방암·자궁암·폐암 등 암세포가 성장하는 것을 억제해 준다는 것, 또 토마토를 많이 먹으면 소화기계의 암이 적어진다는 것, 또 담배 연기에 포함되어 있는 발암물질이 활성화되는 것을 리코핀이 억제해 준다는 것을 알게 되었습니다.

최근 연구에서는 리코핀이 자외선으로부터 피부를 지켜 주는 작용을 한다는 것도 알게 되었습니다. 자외선은 기미와 주근깨의 원인이 되는 등 피부의 크나큰 적입니다. 자외선을 많이 쬐면 피부암의 원인이 되기 때문에, 건강을 위해서도 미용을 위해서도 리코핀을 충분히 섭취하길 바랍니다.

혈액 중의 리코핀은 나이를 먹음에 따라 감소하기 때문에, 중·노년층 사람들은 특히 의식적으로 섭취해야 할 영양소입니다. 또 담배를 피우는 사람 등 체내에서 활성 산소와 발암물질이 많이 만들어진 사람도 리코핀을 많이 섭취하여 그런 유해 물질을 제거하도록 하십시오.

물론 리코핀을 많이 섭취했다고 해서 담배 연기와 자외선의 유해성에 신경 쓰지 않아도 된다는 뜻은 아닙니다.

리코핀은 푸른빛이 나는 것보다 잘 익은 토마토와 방울 토마토처럼 붉은빛이 강한 것에 많이 함유되어 있습니다. 그러므로 푹 잘 익어 값이 싼 토마토에서 더 많은 리코핀을 섭취할 수 있다고 말할 수 있습니다.

또 리코핀은 열에 강하기 때문에, 요리할 때나 가공할 때 가열해도 파괴되는 일이 거의 없습니다. 그래서 토마토케첩과 토마토주스, 토마토 통조림 등 가공품에도 리코핀이 풍부하게 함유되어 있습니다.

리코핀은 보통 사람의 경우 하루에 15g 정도 섭취하는 것이 좋은데, 약간 큰 토마토 2개를 섭취하거나, 토마토케첩의 경우 큰숟가락 4개 조금 못 되는 양을 섭취하면 좋습니다.

이소플라본 – 갱년기의 힘든 증상을 완화해 준다

파이토케미칼의 대부분이 주로 항산화 작용을 하는데 비해, 대두 배아에 많이 함유되어 있는 '이소플라본'은 상당히 색다른 작용을 합니다.

이소플라본은 폴리페놀의 일종으로 물론 항산화 작용도 하지만, 그보다 '식물에서 유래된 에스트로겐'이라고 불리는 작용을 한다는 것이 더 중요합니다.

이런 특이한 이름처럼, 이소플라본은 식물성 물질인데도 인간의 체내에 존재하는 여성 호르몬과 비슷한 작용을 합니다. 이 작용에 의해 이소플라본은 갱년기 여성들의 든든한 조력자가 됩니다.

갱년기가 되면 골다공증, 고혈압과 고지혈증, 얼굴이 화끈거리거나 빨개지는 일, 우울증과 부정 수소 등의 증상이 생기기도 하고, 급속히 피부와 모발의 노화가 진행되기도 합니다. 이런 갱년기의 여러 가지 증상과 변화는 폐경에 의해 여성 호르몬이 급격하게 줄어듦으로써 생깁니다.

그러나 여성 호르몬과 비슷한 작용을 하는 이소플라본을 섭취하면, 그런 증상들이 상당히 완화됩니다. 예를 들어 골다공증은 뼈에서 대량의 칼슘이 녹음으로써 생깁니다. 여성 호르몬인 에스트로겐은 뼈에서 칼슘이 지나치게 녹는 것을 막아 주는 작용을 하는데, 갱년기로 에스트로겐이 급격하게 감소하면 뼈에 틈이 많이 생기고 맙니다.

그러나 이소플라본을 충분히 섭취하면, 이것이 급감한 에스트로 겐을 대신하여 뼈에 있는 칼슘의 과잉 유출을 막아 줍니다. 그뿐만 아니라 이소플라본은 골밀도를 증가시키는 작용도 합니다. 갱년기가 되어 허둥대며 이소플라본을 섭취할 게 아니라, 젊었을 때부터 이소플라본을 함유한 식품을 많이 섭취하여 골밀도를 높이는 것이 골다공증을 예방하는 데 보다 효과적입니다.

또 갱년기에는 콜레스테롤 수치가 갑자기 올라가 고지혈증에 걸릴 위험이 있는데, 미국 의료 기관의 연구에 의하면, 대두 이소플라본을 정기적으로 섭취한 사람은 콜레스테롤 수치가 내려갔다고 합니다. 그 밖에 현기증과 부정 수소 등 갱년기에 생기는 여러 가지 나쁜 증상에도 이소플라본은 효과가 있습니다.

이소플라본은 대두 그 자체뿐만 아니라, 두부와 청국장 등 대두 가공품에도 많이 함유되어 있습니다. 두부 반 모라도 꾸준히 드시길 바랍니다.

파이토케미칼
카테킨 – 콜레스테롤 수치를 내리고 암을 예방한다

차를 진하게 끓여 마시면 떫은 맛이 납니다. 이 떫은 맛 때문에 차를 싫어하시는 분도 있는데, 실은 이 떫은 맛의 성분인 '카테킨'이 파이토케미칼의 하나로, 우리들의 건강을 지키는 데에 도움이 됩니다.

먼저 카테킨은 지방의 산화와 혈당치의 상승, 혈액의 응고를 막아 콜레스테롤치를 내려 줍니다. 쥐를 사용한 실험에서 고지방의 먹이를 준 쥐와 같은 먹이에 찻잎을 섞어 준 쥐의 콜레스테롤치를 비교해 보았더니, 찻잎을 섞어 준 쥐가 콜레스테롤치의 상승이 훨씬 더 낮았다고 합니다.

찻잎에는 카테킨 외에도 비타민 E와 식이섬유 등 콜레스테롤치의 상승을 억제하는 성분이 함유되어 있지만, 역시 카테킨의 함유량이 제일 많습니다.

카테킨은 당뇨병과 동맥경화 등 생활 습관병을 예방하는 데 효과가 있으며, 갱년기에 콜레스테롤치가 상승하는 것을 막는 데에도 도움이 됩니다.

카테킨이 주목을 끌고 있는 이유는, 카테킨이 암을 예방하는 작용을 하기 때문입니다. 녹차의 산지로 유명한 지방에서는 암 사망률이 낮습니다. 유명한 녹차 산지에 사는 사람들은 차를 자주 마시기 때문에 쉽게 암에 걸리지 않는 것 같습니다.

카테킨에는 몇 가지 종류가 있는데, 특히 그중에서 에피갈로카테킨갈레이트(EGCG)에는 암의 발생과 확대를 억제하고 면역 기능을 높이는 효과가 있습니다.

또 하나, 카테킨은 강력한 살균 작용도 합니다. 예를 들어, 식사할 때 차를 마시거나 식사한 후에 차로 양치질을 하면, 충치와 잇몸병의 원인이 되는 세균을 죽이기도 하고, 입 안을 청결하게 하여 구취를 예방해 줍니다. 외출하고 집에 돌아왔을 때, 물보다 차로 양치질을 하는 편이 감기 예방에 더 효과가 있습니다. 또 카테킨은 식중독을 일으키는 세균도 죽입니다.

이렇게 고마운 카테킨은 주로 차에 함유되어 있는데, 함유량은 차의 종류와 잎에 따라 차이가 있습니다. 홍차와 우롱차에도 카테킨이 함유되어 있지만, 가장 카테킨 함유량이 많은 것은 녹차입니다. 녹차 중에서도 햇볕을 많이 쬔 녹차 잎에 카테킨이 많이 함유되어 있습니다.

찻잎의 차이뿐만 아니라, 차를 끓이는 방법에 따라서도 카테킨의 양이 바뀝니다. 찻잎의 카테킨은 뜨거운 물에 우려 나오는데, 뜨거운 물일수록 많은 카테킨이 나옵니다. 또 처음 끓인 차와 몇 번 끓인 차를 비교해 보면, 처음 끓인 차에 카테킨이 가장 많습니다. 미지근한 물로 끓인 차와 재탕, 삼탕 하는 등 여러 번 끓인 차에는 카테킨이 적다는 것을 명심하십시오.

차를 끓일 때에는 맛을 손상하지 않을 정도의 뜨거운 물을 사용하고, 찻잎을 자주 바꾸십시오.

파이토케미칼

참깨 리그난 – 강력한 항산화 작용으로 아름다운 피부를 지켜 준다

옛날부터 참깨는 자양 식품으로 취급되었습니다. 피로 회복과 피부·모발과 미용에 좋으며, 또 변비와 젖이 잘 나오게 하는 데도 효과가 있다고 전해져 오고 있습니다.

전통적인 식생활에서 참깨는 귀중한 식용 기름이었습니다. 요즘에는 참깨에 뛰어난 항산화 물질이 많이 함유되어 있다는 사실이 밝혀져 주목 받고 있는데, 그것들을 총칭하여 '참깨 리그난'이라고 합니다.

참깨 리그난 속에 가장 많이 함유되어 있는 것이 '세사민'인데, 이 세사민은 비타민 E를 지키는 작용을 합니다. 비타민 E는 앞에서도 말했듯이 여성에게 있어 중요한 노화 방지 비타민인데, 활성 산소를 제거하며 스스로 산화하여 활성을 잃어버립니다. 체내에서는 특히 간에 활성 산소의 발생률이 높기 때문에, 간에 도달한 비타민 E는 산화되어 그 이상 활동하지 못하게 되기 쉽습니다.

그러나 세사민을 함께 섭취하면, 세사민이 비타민 E 대신에 산화됩니다. 세사민은 위장에서 분해되지 않고 간과 연결되어 있는 '문맥'이라는 혈관에서 흡수되기 때문에, 비타민 E보다 먼저 간에 달라붙어 열심히 활성 산소 퇴치에 힘씁니다. 덕분에 비타민 E는 간을 무사히 통과하여 전신에 널리 퍼져, 아름다운 피부와 모발을 지킬 수 있는 것입니다. 또 간은 세사민의 작용에 의해 기능이 향상됩니다.

참깨 리그난 속에 세사민 다음으로 많이 함유되어 있는 것이 '세사모린'인데, 이것을 고열로 볶으면 보다 더 항산화 작용이 강력한 '세사몰'로 변화합니다. 참깨는 대부분 볶아 먹는데, 볶음으로써 참깨 리그난의 효용이 높아집니다.

'세사미놀'이라고 불리는 참깨 리그난 또한 상당히 강력한 항산화 작용을 합니다. 이것은 비타민 E와 마찬가지로 지방의 산화를 막아 세포의 노화와 암을 예방하고, 새치와 탈모를 막아 싱싱하고 윤기 있는 모발을 지켜 줍니다. 또 나쁜 콜레스테롤의 산화를 막는 작용도 하여 동맥경화를 예방하는 데 도움이 되어 주목 받고 있습니다.

이 세사미놀은 참깨에서는 당과 연결된 형태로 존재하며, 장에서 당과 분리되고 나서 활동하는데, 참기름에서는 정제 과정에서 다량으로 만들어집니다. 참기름이 보통 샐러드유보다 쉽게 산화되지 않는 것은 세사미놀의 작용 때문입니다.

이들 여러 가지 참깨 리그난의 작용이 상승 효과를 발생시키기 때문에, 참깨가 미용과 건강에 좋은 식품으로 알려져 있는 것입니다.

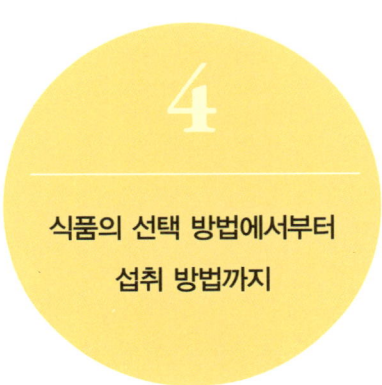

4

식품의 선택 방법에서부터
섭취 방법까지

식품과 건강 상식에 대해서 잘못 알고 있지는 않은가?

 **올리브유를 많이 섭취해도 나쁘지 않나?**

여러 가지 식용유 중에서 올리브유는 건강에 좋은 기름이라는 인식이 강하고, 또 실제로 미용과 건강에 좋습니다. 대부분의 기름류가 '성인병의 원인이 된다'는 부정적인 인식이 강하고, 지나치게 섭취하는 것을 걱정하면서도, 올리브유를 많이 섭취하는 것에 대해서 걱정하는 소리는 들어 본 적이 없습니다.

그렇다면 올리브유가 왜 몸에 좋을까요? 그 비밀은 올리브유의 지방산의 약 80%을 차지하는 '올레인산'에 있습니다.

식물성 기름은 일반적으로 씨앗에서 채취된 것으로, 올레인산도 함유되어 있지만 리놀렌산의 비율이 높습니다. 그러나 올리브유는 잘 익은 열매를 주스처럼 짜서 채취한 기름으로, 성분이 다른 식물성 기름과는 상당히 다릅니다. 올리브유만큼 올레인산의 비율이 높은 식용유는 없습니다.

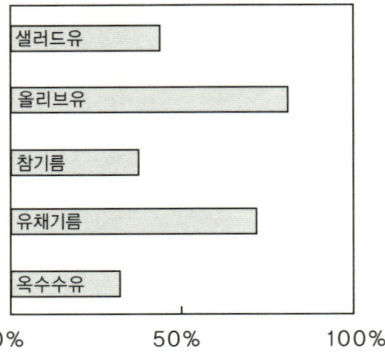

올레인산이 함유되어 있는 비율

샐러드유
올리브유
참기름
유채기름
옥수수유

0% 50% 100%

리놀렌산은 콜레스테롤을 내리지만, 동맥경화를 일으키는 나쁜 LDL콜레스테롤뿐만 아니라, 세포에서 필요 이상의 LDL콜레스테롤을 제거하는 좋은 HDL콜레스테롤마저 줄이고 맙니다. 게다가 산화되기 쉽다는 결점도 있습니다.

이에 비해서 올레인산은 좋은 콜레스테롤은 남겨둔 채 나쁜 콜레스테롤만을 줄입니다. 또 리놀렌산 등 다른 불포화 지방산에 비해 쉽게 산화되지 않습니다.

이런 이유로 콜레스테롤치를 좋은 상태로 유지하거나 지나치게 높은 콜레스테롤치를 내리기 위해서는, 리놀렌산보다 올레인산이 더 좋습니다. 동맥경화와 심장병, 또 암을 예방하는 데까지 올레인산의 효과가 기대됩니다.

실제로 이탈리아와 그리스 등, 올리브유를 많이 사용하고 있는 나라에서는 지방을 많이 섭취하는데도 심장병 사망률이 낮습니다.

또 올리브유에는 피부에 윤기를 주고 혈액순환을 원활하게 하는 비타민 E도 함유되어 있습니다. 더 나아가 올리브유는 변비를 예방하고 해소하는 작용도 하며, 혈액을 깨끗하게 해주는 등 여성에게 좋은 효과가 많이 있습니다.

물론 올리브유도 기름의 일종이기 때문에 무제한 섭취해도 좋다는 의미는 아닙니다. 그저 다른 기름과 비교해서 많이 섭취해도 좋다는 의미입니다.

올리브유는 마리네이드나 파스타와 같은 이탈리아 요리를 할 때만 사용한다고 생각하지 말고, 평상시 요리할 때도 많이 이용하시길 바랍니다.

이탈리아 요리의 경우, 빨간 고추와 당근이 많이 사용됩니다. 이는 미각적으로 절묘한 조화일 뿐 아니라, 빨간 고추는 신진대사를 높이는 작용을 하며, 당근은 자양 강장 효과가 있기 때문에 건강에 좋은 요리라고 할 수 있습니다.

 사과는 껍질째 먹는 것이 좋은가?

사과를 먹을 때 대부분의 사람이 껍질을 벗기고 먹는 것 같습니다. 호쾌하게 통째로 먹는 사람도 있지만, 그러면 품위가 없어 보이고, 농약과 왁스가 걱정된다고 말하는 사람도 많습니다.

그러나 실은 무농약 사과를 사서 물로 잘 씻어 껍질을 벗기지 않고 먹는 것이 건강에 좋습니다. 껍질 표면의 윤기와 끈적끈적함은 인공 왁스로 윤기를 낸 것이 아니라, 사과 그 자체가 분비한 자연 성분이기 때문에 걱정할 필요가 없습니다.

사과는 하얀 과육 부분에도 비타민과 미네랄, 피로 회복과 소화불량에 효과가 있는 구연산과 사과산이 많이 함유되어 있어 영양 만점이지만, 팩틴 등 식이섬유는 과육보다 껍질에 많이 함유되어 있습니다.

팩틴은 수용성 식이섬유로, 수분을 흡수하여 변의 양을 늘리기도 하고, 장의 연동 운동을 촉진하여 변비를 해소시켜 주기도 합니다. 설사할 때에는 장벽을 보호하고, 혈당치와 콜레스테롤치를 내려 줍니다. 그러므로 동맥경화, 고혈압, 대장암을 예방하는 효과가 큽니다.

또 인공 왁스라고 오해 받기 쉬운 사과 표면의 왁스 성분은, 근육통과 몸의 나른함을 해소해 주고, 심장을 강하게 하여 지구력을 키우는 작용을 합니다.

사과의 과육만을 먹으면 이와 같은 뛰어난 성분을 그냥 버리게 되는 것이므로, 무농약 사과를 사서 꼭 껍질째 드십시오.

사과를 통째로 먹는 것을 싫어하는 사람이라면, 껍질째 갈든지 구우면 먹기 편합니다. 특히 설사를 하는 등 장이 약해져 있을 때는 사과를 통째로 먹으면 장에 부담이 크기 때문에 갈아서 먹는 것이 좋습니다.

사과를 주스로 만들 때에도, 껍질째 과즙기나 믹서에 넣어 팩틴과 왁스 성분을 섭취하도록 하십시오.

Q 커피가 다이어트에 효과가 있다?

A 커피의 효과에 대해서 생각한다면, 졸릴 때 뇌를 활성화하여 졸음을 깨워 주거나, 피로할 때 기분을 편안하게 해주는 것을 연상하게 됩니다. 그러나 커피의 효능은 졸음을 쫓거나, 스트레스 해소뿐만이 아닙니다. 그 외에도 의외의 효과가 있습니다.

식후에 마시는 한잔의 커피는 기분을 이완시켜 주는 동시에, 그 성분인 카페인이 위산의 분비를 활발하게 해줍니다. 고기와 같은 고지방 음식을 먹으면, 위에서 소화 흡수되는 데 시간이 걸리고 위가 쉽게 더부룩해지는데, 커피가 그것을 예방해 줍니다.

또 카페인은 지방 분해와 연소를 촉진시킵니다. 식사로 섭취한 지방의 대사를 활발히 하여, 체지방으로 축적되기 어렵게 만듭니다.

이 효과는 식사 때뿐만 아니라, 운동에 의해 체지방이 분해될 때에도 작용합니다. 가사나 산책, 스포츠 등으로 몸을 움직일 때 체내의 당분과 지방이 에너지원으로써 사용되는데, 커피를 마신 후에 운동을 하면, 커피를 마시지 않고 운동했을 때와 비교해서 지방을 에너지로 사용하는 비율이 늘어납니다.

특히 커피를 마시고 나서 20~30분 지난 후에 운동을 하면 효과적입니다. 다이어트를 하여 체지방을 줄이고 싶은 사람은, 칼로리가 적은 블랙 커피를 마시고 조금 휴식을 취하고 나서, 산책과 같은 가벼운 운동을 하는 일과표를 만들어 실천해 봐도 좋을 것입니다. 이렇게 하면 고지혈증 등 생활 습관병을 예방하는 데에도 도움이 됩니다.

커피에는 카페인 외에도 도움이 되는 성분이 있습니다. 이는 '트리고넬린'이라는 화합물인데, 인간의 뇌신경세포의 신경돌기를 늘리는 작용을 한다고 알려져 있습니다. 신경돌기란 뇌세포에서 뇌세포로 정보를 전달하는 중요한 작용을 하는 부분입니다.

트리고넬린이 신경돌기를 늘려 주면, 어쩌면 알츠하이머병과 같은 치매를 예방할 수도 있지 않을까 학계에서는 기대하고 있습니다.

또 커피에는 '클로로겐산'이라는 성분이 있는데, 이것은 활성 산소의 발생을 억제하여, 기미와 피부암을 예방해 줄 가능성이 높다는 연구 결과가 나와 있습니다.

이러한 효과는 원두 커피뿐만이 아니라 인스턴트 커피에서도 기대할 수 있습니다. 의외로 몸에 좋은 성분을 지니고 있긴 하지만, 커피의 카페인은 위를 자극하므로 지나치게 많이 마시지 않도록 주의하십시오.

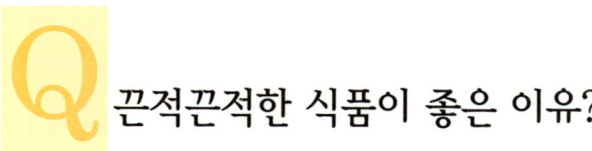

Q 끈적끈적한 식품이 좋은 이유?

A 참마와 오크라okra 등 식품 중에는 끈적끈적한 식품이 많이 있습니다. "끈적끈적한 것은 질색이야"라고 말하는 사람이 있을지 모르지만, 실은 이 끈적끈적한 성분이 여성에게 고마운 식품입니다.

먼저 참마, 오크라, 토란 등 끈적끈적한 식품의 주 성분인 무틴은 점막을 강화시키는 작용을 합니다. 무틴은 위의 점막을 보호하여 위장병을 예방하고, 호흡 기관의 점막을 보호하여 감기와 인플루엔자 등의 감염증에서 지켜 줍니다.

또 무틴은 침샘 호르몬의 분비를 촉진하는 작용을 합니다. 침샘 호르몬은 신체의 대사를 향상시켜 주기 때문에 노화를 방지합니다.

청국장, 참마, 오크라 등에 함유되어 있는 무고다당은 모발과 피부의 강력한 지지자입니다. 즉 모발에 싱싱한 윤기를 주고 피부를 촉촉하게 해줍니다. 특히 참마와 오크라에는 무틴과 무고다당이 둘 다 함유되어 있기 때문에, 젊어지는 데 효과가 큽니다. 참마는 옛날부터 '피부를 윤기 있게 해주고, 장수할 수 있는 식품'이라고 전해져 왔는데, 이는 무틴의 효능을 경험적으로 알았기 때문일 것입니다.

또 끈적끈적한 식품 중에는 무틴과 무고다당의 효능을 한층 더 높이는 영양분이 많이 함유되어 있습니다.

예를 들어, 참마에는 전분 소화 효소가 함유되어 있기 때문에, 위가 약한 사람이나 위장 상태가 안 좋을 때 효과가 있습니다. 최근에는 참마가 당뇨와 빈뇨, 또 권태감에도 좋다는 사실이 알려졌습니다. 조금 당뇨 기미가 있는 사람과 화장실에 자주 가는 사람은 참마를 식사 메뉴로 삼아 보십시오.

끈적끈적한 식품의 대표격인 생청국장은 양질의 단백질과 비타민 B_2, 식이섬유를 풍부하게 함유하고 있습니다. 비타민 B_2는 피지의 대사를 높이는 작용을 하기 때문에, 무고다당과 함께 피부의 아름다움을 지켜 줍니다.

또 요즘에는 청국장에 함유되어 있는 '키나제'라는 단백질 효소가 혈전을 녹여 준다는 사실도 알게 되었습니다. 즉 청국장이 뇌혈전, 뇌경색과 심근경색을 예방하고, 고혈압을 개선하는 효과가 있다는 뜻입니다.

그리고 생청국장을 먹을 때에는 가능한 한 많이 뒤섞는 것이 중요합니다. 생청국장을 뒤섞으면 뒤섞을수록 더 맛있고 영양가도 높아집니다. 끈적끈적한 것을 싫어하는 사람은 강판에 간 무즙과 식초를 첨

가해 먹으면 먹기 편합니다. 청국장의 키나제는 열에 약하기 때문에 혈전이 걱정되는 사람은 가열하지 않고 먹는 편이 좋습니다.

오크라는 단백질, 칼슘, 비타민 C, α카로틴, 식이섬유를 풍부하게 함유하고 있습니다. α카로틴은 필요한 만큼 비타민 A로 바뀌며, 나머지는 비타민 C와 함께 활성 산소를 제거하고, 무틴·무고다당과 함께 노화를 방지해 줍니다.

이처럼 끈적끈적한 식품에는 여성에게 고마운 영양소가 놀랄 만큼 많이 함유되어 있습니다.

자일리톨 껌은 왜 충치 예방에 좋은가?

추잉껌을 좋아하지만, 충치가 걱정돼 망설이는 경우가 있습니다. 당분을 장시간 입에 넣어두면 말할 것도 없이 충치가 생기기 쉽습니다. 늘 건강하고 새하얀 치아를 간직하고 싶은 것도 사실이지만, 역시 껌을 씹고 싶어질 때가 있습니다.

그렇게 껌 씹는 것을 좋아하는 사람들의 뜨거운 시선을 모으고 있는 것이 '자일리톨'입니다. 이것은 쉽게 충치가 생기지 않을 뿐 아니라, 충치를 예방하는 효과까지 있다고 알려져, 평소 껌을 별로 씹지 않는 사람들마저 주목하고 있습니다.

이 자일리톨은 자작나무와 떡갈나무에서 추출된 천연 소재의 감미료로, 많은 야채와 과일에도 함유되어 있으며, 인간의 체내에서는 간장에서 만들어집니다. 단맛은 설탕과 같은 정도이며, 칼로리는 설탕의 3/4인 감미료로, 주로 핀란드에서 생산되고 있습니다.

설탕과 달리 자일리톨은 입 속에서 세균의 먹이가 되지 않습니다. 뮤탄스균(충치 원인균)이 자일리톨의 당을 먹이로 삼으려고 체내에서 둘러싸 보지만, 자신의 영양으로 발효시킬 수가 없습니다. 충치가 생기는 원인은 충치균이 당분을 먹이로 삼아 발효시켜 산을 내놓기 때문인데, 발효가 일어나지 않으면 충치의 원인이 되지 않습니다.

자일리톨은 충치균이 체내에서 둘러싸면, 균의 활성을 약화시켜 증식을 억제하는 작용을 합니다. 또 충치균에 의해 치아의 표면에서 뺏긴 칼슘을 치아에 되돌려주는 작용도 합니다.

이런 이유로 자일리톨은 그 자체가 충치의 원인이 되지 않으면서 동시에 충치를 예방한다고 알려져 있습니다. 당분이 들어 있지 않은 자일리톨 껌을 씹음으로써 잇몸과 턱을 강화시키는 동시에, 타액의 양을 증가시켜 입 안의 더러움을 씻어 없앨 수 있습니다.

식사 후에 양치질을 할 수 없는 상황이라도 자일리톨 껌을 씹으면, 구취와 충치 예방에 도움이 되기 때문에, 외출 시 비상품으로 가방에 넣어두고 다니시길 바랍니다.

자일리톨 외에도 충치의 먹이가 되지 않는 감미료가 몇 개 있는데, 이것들은 특정 보건용 식품인 '충치의 원인이 쉽게 되지 않는 식품'으로 인정 받아 추잉검과 사탕 등에 사용되고 있습니다.

물론 자일리톨만으로 충치를 막을 수는 없습니다. 자일리톨 자체가 쉽게 충치의 원인이 되지 않는 것은 분명하지만, 우리들은 여러 가지 음식을 먹고 있습니다. 그들 음식에 함유되어 있는 당분에 의해 발생되는 충치까지 자일리톨만으로 막기는 역시 어렵습니다.

충치를 예방하려면 칼슘 등 치아에 좋은 영양소를 많이 섭취하고, 올바른 방법으로 양치질을 하여 치아를 보호해 줘야 합니다. 자일리톨은 어디까지나 그것을 도와주는 보조 역할에 지나지 않다고 생각하는 것이 좋습니다.

Q 다이어트 중 초콜릿은 N · G?

A 초콜릿은 맛있지만 지방과 당분이 많아 살찌기 쉽고, 미용과 건강에 별로 좋지 않다는 인식이 강합니다. "초콜릿을 좋아하지만 살찌고 싶지 않으니까 자제할 수밖에"라고 말하는 사람도 많을 것입니다.

그러나 사실 초콜릿은 일반적으로 생각하고 있는 것처럼 쉽게 살이 찌지는 않습니다. 초콜릿의 주요 지방분인 카카오기름은 다른 지방류와 비교해 몸에 쉽게 흡수되지 않습니다. 카카오기름의 흡수율은 옥수수기름의 60~80% 정도라고 하는 연구 보고도 있습니다.

물론 흡수율이 낮다고 해서 초콜릿을 무작정 먹어대면 비만의 원인이 되겠지만, 간식 정도로 먹는 것을 신경질적으로 자제할 필요는 없다는 말입니다.

오히려 초콜릿에는 몸에 좋은 성분이 많이 함유되어 있습니다.

먼저, 초콜릿에는 변비 해소를 도와주는 식이섬유가 많이 들어 있습니다. 이 초콜릿의 식이섬유는 혈중 콜레스테롤치를 낮추는 효과도 있습니다. 또 빈혈을 예방하는 철분과 골다공증을 예방하는 칼슘 등 여성의 몸에 중요한 미네랄류도 풍부합니다.

게다가 초콜릿에는 이뇨 작용을 하는 데오브로민, 활성 산소를 제거하는 폴리페놀도 함유되어 있습니다.

활성 산소는 동맥경화와 암, 주름·기미 등 피부 노화의 원인이 되고, 위궤양과 백내장의 원인이 되기도 합니다. 초콜릿은 폴리페놀의 작용에 의해 활성 산소를 없애고, 이들 병을 예방하는 데 도움이 됩니다.

초콜릿의 폴리페놀은 현대 여성의 생활에 항상 따라다니는 스트레스에도 효과가 있습니다. 폴리페놀을 섭취하면 스트레스와 불안·초조가 적어지고, 또 스트레스에 의해 발생되는 활성 산소가 제거되기 때문에, 스트레스에서 빨리 빠져 나오게 됩니다. 큰 고민을 갖고 있는 사람이나 바빠서 항상 초조해 하는 사람 등, 스트레스가 많은 사람은 초콜릿을 먹으면 효과적입니다.

그렇다면 지나치지 않게, 폴리페놀의 효과를 살릴 수 있는 초콜릿의 섭취량은 어느 정도가 좋을까요?

네덜란드의 연구진에 의하면, 하루에 2g 정도의 초콜릿을 먹으면 충분하다고 합니다. 한입에 들어가는 크기라면 하루 1개 정도로 매일 조금씩 먹는 것이 좋습니다.

한편 카카오도 초콜릿과 마찬가지로 카카오 콩을 갈아 으깬 카카오 덩어리로 만듭니다. 그러나 제조 단계에서 카카오 덩어리에서 일정량의 카카오 기름을 제거하기 때문에, 초콜릿보다 지방분이 적습니다. 아무래도 초콜릿의 칼로리가 걱정되는 사람은 카카오를 넣은 디저트를 먹으면 좋을 것입니다.

생 야채와 절인 야채 중 비타민이 많은 쪽은?

신선한 생 야채가 비타민이 덜 손상되기 때문에 영양이 많다고 생각할지도 모르지만, 꼭 그렇지만은 않습니다.

생으로 샐러드를 만들어 먹을 수 있는 야채는 양상추 · 양배추 · 오이 등 종류가 한정되어 있으며, 이들 야채는 일반적으로 녹황색 야채와 비교해 영양분이 적습니다. 식이섬유가 많아서 떫은 맛이 강하고, 생으로 먹기 어려운 야채일수록 영양소가 풍부합니다.

그러나 아무리 영양소가 풍부한 야채라도 삶거나 구우면 영양소가 상실되고 맙니다. 이럴 때 야채를 절이면 생으로 먹기 어려운 야채도 맛있게 먹을 수 있으며, 가열에 의해 영양소가 상실되는 일도 없습니다. 오히려 야채를 절이면 영양소가 늘어나게 됩니다.

오이의 영양분의 변화

상태	에너지(Kcal)	비타민 B1	비타민 B2	식이섬유(수용성)
날 것	14	0.03	0.03	0.2
소금에 절인 것	16	0.02	0.03	0.3
쌀겨에 절인 것	27	0.26	0.05	0.4

단위: 비타민 B_1 · B_2 −(mg), 식이섬유 −(g)

예를 들어, 야채를 띄운 쌀겨에 절인 경우, 이때 사용되는 쌀겨에는 비타민 B_1이 풍부하게 함유되어 있어 그것이 절인 야채에도 흡수됩니다.

이 때문에 띄운 쌀겨에 절인 야채는 생으로 먹는 야채보다 비타민 B_1이 상당히 증가한 사실을 알게 되었습니다. 비타민 B_1은 식욕을 증진시키고, 피로를 회복시키는 작용을 하며, 미용에도 좋습니다. 식욕이 없을 때나 피로할 때에 띄운 쌀겨에 절인 야채를 먹으면 효과적입니다.

또 야채를 띄운 쌀겨에 절이면 비타민 B_1만큼은 아니지만, 비타민 B_2와 나이아신도 증가하고, 발효에 의해 유산균도 함유되게 됩니다. 유산균은 장내 유해균의 번식을 방해하는 작용을 해주며, 유산균과 야채에 원래 함유되어 있는 식이섬유의 작용이 일체가 되어 장의 상태를 정비해 주는 작용도 합니다.

소금에 절인 야채의 경우, 같은 무게의 생 야채보다 영양소의 함유량이 증가한 경우가 많았습니다.

소금만으로 영양소가 증가한 것이 이상할 수도 있지만, 이는 야채의 수분이 빠지기 때문입니다.

야채를 소금에 절이면 야채의 수분이 절인 즙으로 빠져 나가지만, 비타민류와 미네랄은 그대로 남습니다. 그러므로 수분을 많이 포함한 무거운 생 야채일 때와 비교하면, 같은 무게의 영양분이 증가되어 있는 셈입니다.

띄운 쌀겨에 절인 야채를 싫어하는 사람이라도 소금에 절인 야채라면 독특한 냄새가 없어 먹기 편합니다.

절인 야채를 먹을 때 걱정되는 것이 염분의 과다 섭취인데, 그래도 영양분을 손상시키지 않고 그대로 먹을 수 있는 이점이 있습니다. 요즘에는 염분을 줄인 것도 시중에 많이 나와 있기 때문에 그런 제품을 선택해서 먹으면 좋을 것입니다.

또 소금으로 절인 야채는 간편하게 만들 수 있기 때문에 집에서 직접 만들어 항상 준비해 두길 권합니다.

 꿀이 미용에 좋다고 하는 이유는?

꿀도 설탕과 마찬가지로 대부분 당분인데, 설탕보다 훨씬 더 몸에 좋다는 인식이 강합니다. 게다가 미용과 건강에 좋다고 전해져 왔는데, 그 비밀은 꿀의 성분에 있습니다.

꿀의 성분은 꽃의 종류에 따라 다르지만, 기본적으로 약 80%가 당분이며, 나머지 약 20%의 대부분은 수분입니다. 그러나 그것이 꿀의 전부가 아니며, 그 외에도 비타민과 미네랄을 함유하고 있습니다.

예를 들어, 꿀에는 혈액순환을 원활하게 하고 신진대사를 활발하게 하는 비타민 B2, 활성 산소를 제거하는 비타민 C가 함유되어 있습니다. 이 두 가지 비타민의 작용에 의해 피부를 아름답게 하며, 입술이 트는 것을 막고 윤기 있게 해줍니다. 사실 꿀은 립스틱의 성분에도 사용되고 있을 정도로 보습 효과가 좋습니다.

적혈구의 성분인 철분과 이 철분의 흡수를 돕는 비타민 C, 철분과 함께 조혈 작용을 하는 비타민 B군인 엽산도 함유되어 있기 때문에, 빈혈을 예방하는 데도 도움이 됩니다.

그 외에도 꿀에는 골다공증을 예방하고 정서를 안정시키는 칼슘, 기분을 이완시키는 마그네슘, 노화 방지에 효과가 있는 비타민 B군인 판토텐산, 피로를 회복시키는 비타민 B_1 등, 여성에게 중요한 영양소가 광범위하게 함유되어 있습니다.

꿀에 함유되어 있는 당분에는 특색이 있어, 그 대부분을 과당과 포도당이 차지하고 있습니다. 과당과 포도당은 단당류이기 때문에 체내에서 매우 흡수가 잘되고, 에너지원이 되기 쉽습니다.

설탕 및 감미료의 성분 비교 (100g당)

	에너지 (Kcal)	비타민 B_1	비타민 B_2	비타민 C	철분	칼슘	엽산	판토텐산
꿀	294	0.01	0.01	3	0.8	2	1	0.05
백설탕	384	0	0	0	Tr	1	0	0
흑설탕	382	Tr	0.01	0	0.1	6	0	0

Tr: 추정치– 극소량(trace) 엽산(㎍) 이외는 전부 단위(mg)

그러므로 다이어트할 때 '꿀을 설탕 대신에 사용하면 살이 찌지 않는다'고 생각하는 것은 잘못된 인식입니다.

꿀의 당분은 비만을 줄이기 위한 것이 아니라(다이어트 중에 나쁜 것은 아니지만) 피로할 때와 병이 났을 때, 혹은 운동중일 때 등 바로 에너지를 보급하고 싶을 때 효과적인 당분입니다.

피로할 때 꿀이 좋은 이유가 또 하나 있습니다. 설탕의 주 성분인 쇼당과 같은 다당류의 경우는 포도당으로 분해할 때 비타민 B_1을 소비하지만, 꿀의 주 성분인 과당과 포도당은 분해할 필요가 없기 때문에 체내의 비타민 B_1을 절약하여 남겨둘 수 있습니다.

꿀은 시큼한 것과 특히 궁합이 잘 맞습니다. 뜨거운 물이나 찬물에 레몬즙을 넣어 레모네이드를 만들어 먹거나, 그레이프프루트 · 귤 · 딸기 등 신맛이 나는 과일에 곁들여 먹으면 꿀의 맛이 한층 더 좋습니다.

Q 현미보다 먹기 편하고 백미보다 영양가가 높은 쌀은?

A 현재 쌀 중에서 가장 많이 먹고 있는 것이 백미입니다만, 그 외에 현미와 배아미도 있습니다.

백미는 겉겨 · 쌀겨층 · 배아를 모두 제거하여 정제한 쌀이며, 배아미는 겉겨와 쌀겨층을 제거하고 배아만 80% 이상 남긴 것이며, 현미는 겉겨만을 제거하고 쌀겨층과 배아를 남긴 것입니다.

쌀겨층과 배아에는 비타민 B_1 · 비타민 E · 식이섬유 등의 영양소가 풍부하게 함유되어 있기 때문에, 정미될수록 영양가가 줄어듭니다. 가장 영양가가 적은 백미는 비타민 B_1이 현미의 1/5밖에 함유되어 있지 않습니다.

그와 반대로 가장 영양가가 높은 것이 현미인데, 현미는 딱딱해도 맛에는 독특함이 있습니다. 밥은 매일 먹는 것인 만큼 영양분도 중요하지만 역시 맛있게 먹는 것이 중요합니다. 아무리 영양가가 있다고 해도 현미는 싫다고 말하는 사람도 있을 것입니다.

그래서 권해 드리고 싶은 것이 배아미입니다.

배아미의 영양가는 현미에 비해 조금 떨어지지만, 그래도 배아미는 백미보다 3배의 비타민 B_1과 2배의 비타민 E를 함유하고 있습니다. 또 아연 등 미네랄류도 풍부하고, 배아에 함유되어 있는 '갸바'라는 아미노산은 혈압과 혈당치, 콜레스테롤과 중성 지방의 수치를 내려 주는 작용을 합니다. 따라서 고혈압과 당뇨 등 생활 습관병을 예방하는 데 도움이 됩니다.

배아미는 이렇게 영양소도 많을 뿐 아니라 현미와 달리 먹기 편하고 소화도 잘 됩니다. 현미를 싫어하는 사람이나 위장이 약한 사람은, 백미 대신 배아미를 먹음으로써 부족하기 쉬운 비타민과 중요한 영양소를 섭취할 수 있을 것입니다.

그러나 이처럼 영양소가 풍부한 배아의 부분이 쌀을 씻을 때 물에 씻겨져 나가기 쉽기 때문에 주의를 해야 합니다. 백미보다 물을 20% 정도 많게 잡고, 물에 담그는 시간도 좀더 길게 하는 것이 맛있게 밥을 짓는 요령입니다.

곡류에는 배아미와 현미 이외에도 영양가가 뛰어난 것들이 많습니다.

예를 들어, 예전에 조·수수·피는 벼농사에 적합하지 않은 척박한 땅에서 나는 곡물로, 쌀을 살 수 없는 가난한 사람들의 대용식이라고 생각되어 왔습니다.

그러나 요즘에는 단백질, 비타민 B군, 철분, 마그네슘, 아연 등이 백미보다 훨씬 더 풍부하고 영양가가 아주 뛰어난 곡물이라는 사실이 알려져 재검토되고 있습니다. 이런 것들을 백미나 배아미에 섞어 밥을 지어 먹어도 좋을 것입니다.

최근에는 여러 종류의 다양한 혼합 곡류도 시판되고 있으니 골라 먹는 재미를 느껴 보시는 것도 좋겠습니다.

 **미용에도 효과가 있고 건강에도 좋은 스낵 과자는?**

직장의 휴게실에서 동료와 대화를 나누면서 스낵 과자를 먹는 경우가 흔히 있습니다. 또 가사일을 하다가 틈이 나면, 텔레비전을 보면서 스낵 과자를 먹는 여성도 많습니다.

그러나 스낵 과자는 정크푸드라고 불리며, 미용과 건강에 좋지 않다고 합니다. 스낵 과자를 먹고 싶긴 하지만, 칼로리와 몸에 좋지 않은 성분을 지나치게 섭취하여 피부가 거칠어지거나 살이 찌는 등, 생활습관병에 걸리는 것을 염려하는 사람이 많습니다.

이런 딜레마로 고민하고 있는 사람들에게 기쁜 소식이 있습니다. 이런 분들에게는 팝콘을 권합니다. 팝콘은 스낵 과자 중에서도 의외로 영양의 균형이 뛰어난 식품입니다.

팝콘은 옥수수 씨가 그 원료입니다. 옥수수 씨에는 몸을 균형 있게 만들어 주는 단백질, 빈혈을 예방해 주는 철분, 피부에 윤기를 주는 비타민 A, 피로를 회복시켜 주는 비타민 B군, 혈액순환을 원활하게 해주는 비타민 E, 장의 활동을 좋게 하여 변비를 예방해 주는 식이섬유 등, 건강과 미용에 좋은 영양소를 많이 함유하고 있습니다.

또 팝콘은 칼로리를 지나치게 섭취할 염려도 없습니다. 부드럽게 부풀어 있기 때문에, 많이 먹으려 해도 무게에 비해 조금밖에 먹을 수 없습니다. 그래도 포만감을 느낄 수 있습니다.

건강에 좋은 스낵 과자를 먹고 싶은 사람은 팝콘이 있다는 것을 기억해 두십시오.

오래 씹어 생기는 미용 효과는?

A 혹 식사를 할 때 오래 씹지 않고 서둘러 급하게 먹진 않습니까? 바빠서 시간에 쫓기면서 식사를 하거나, 음식을 빨리 먹는 사람은 식사 시간이 짧아지기 쉽습니다.

그러나 식사를 할 때는 오래 씹고 천천히 먹는 편이 좋습니다. 그래야 소화가 잘 되고, 위에도 좋으며, 그 외에 여러 가지 효과가 있습니다.

무엇보다 음식을 천천히 먹어야 비만을 방지할 수 있습니다. 음식을 빨리 먹으면 비만의 원인이 됩니다.

우리들의 몸은 '배가 고프다'라든지 '배가 부르다'라는 것을 혈당치에 의해서 감지하고 있습니다. 혈당치가 내려가면 뇌가 그 정보를 받아서 '배가 고프다'고 생각하고, 식사를 하여 혈당치가 올라가면 그 정보가 뇌에 전달되어 '배가 부르다'고 느끼게 됩니다. 먹기 시작하고 나서 포만감을 느낄 때까지 15~20분 정도 걸린다고 합니다.

식사를 할 때 천천히 먹으면, 먹고 있는 동안에 혈당치가 올라가 포만감을 느껴 식사를 그만둘 수 있습니다.

그러나 15~20분보다 빨리 식사를 끝내면 충분한 양을 먹어도 포만감을 느낄 수 없기 때문에, 무의식 중에 과식을 하고 맙니다. 그래서 포만감을 느낄 무렵에는 과식을 하여 움직이는 것조차 힘들어지는 상태가 됩니다. 이런 식으로 매일 식사를 하다 보면, 당연히 살이 찌고 맙니다.

실제로 비만인 사람과 보통 사람의 식사 시간과 씹는 횟수를 비교한 실험에서, 비만인 사람이 씹는 횟수가 더 적고 식사 시간도 더 짧았다는 보고가 있습니다.

오래 씹으며 천천히 식사를 하면, 빨리 식사를 하는 사람보다 훨씬 적은 양으로 포만감을 느낄 수 있으며, 과식하는 일 없이 식사에도 만족할 수 있습니다.

또 음식물을 오래 씹으면 침샘 호르몬의 분비가 촉진되는데, 이 호르몬에는 아름다움을 지켜 주는 미용 효과가 있습니다. 즉 오래 씹어야 예뻐질 수 있는 것입니다.

게다가 음식물을 오래 씹으면 그 근육의 움직임이 뇌에 전달되어 뇌를 자극하여 활발히 움직이게 합니다. 이것은 일과 공부의 능률을 향상시킬 뿐만 아니라, 뇌의 노화를 방지하기도 합니다.

이처럼 음식물을 오래 씹으며 천천히 먹으면 좋은 일만 있습니다.

그러나 식사를 빨리 하는 습관이 몸에 붙어 있는 사람이나 성격이 급한 사람은, 오래 씹고 천천히 먹으려는 습관을 길들이려고 해도, 맘처럼 쉽게 고쳐지지 않습니다.

이런 사람들이 식사를 빨리 하는 습관을 고치기 위해서는, 오래 씹지 않으면 먹을 수 없는 식품을 이용해 보는 것도 한 방법입니다. 특별히 치아에 통증이 생길 만한 딱딱한 식품이 아니라도 좋습니다. 딱딱한 식품보다 탄력성이 있는 식품이 더 적합합니다.

다시마와 톳과 같은 해초류, 근채류, 버섯류 등 식이섬유가 많이 함유되어 있는 음식을 하루에 한두 번 식탁에 올리면, 자연히 오래 씹게 되어 식사 시간도 길어질 것입니다.

Q 철분을 효과적으로 섭취하는 방법은?

A 빈혈기가 있는 사람에게는 무엇보다 철분 섭취가 중요합니다만, 철분은 체내 흡수율이 낮습니다.

고기나 생선 등 동물성 식품의 철분은 비교적 흡수율이 높지만, 철분을 동물성 식품에만 의존하면, 동물성 지방을 지나치게 섭취하게 됩니다.

톳과 시금치, 대두 식품 등 식물성 식품에도 철분이 풍부한 여러 가지 식 재료가 있습니다. 특히 톳에는 같은 무게의 간에 비해 통상 5배 이상의 철분이 함유되어 있으므로 꼭 권해 드리고 싶습니다.

그렇다면 식물성 식품의 철분을 쉽게 흡수할 수 있는 방법은 없을까요?

식물성 식품의 철분은 함께 섭취하는 영양소에 의해 흡수율이 크게 달라집니다. 식물성 식품의 철분은 비타민 C와 함께 섭취하면, 흡수율이 상승한다는 것을 기억해 두십시오. 비교적 흡수율이 좋은 동물성 식품에 함유되어 있는 철분과 함께 섭취해도 좋습니다.

예를 들어, 식단의 한 가지를 톳이나 시금치로 했다면, 다른 한 가지를 구운 생선으로 한다든지, 여름에는 토마토와 같은 비타민 C가 풍부한 야채를 이용한 샐러드를 곁들여도 좋을 것입니다.

찌개나 전골인 경우, 고기나 생선에 두부와 비타민 C가 풍부한 배추를 넣는 방법도 있습니다.

디저트로 귤과 딸기 등 비타민 C가 많은 계절 과일을 먹으면, 한층 더 효과적입니다.

 피로 회복에 왜 식초를 권하는가?

스포츠를 즐기거나, 바삐 뛰어다니거나 무거운 가구를 옮기는 등 땀을 흘릴 만큼 몸을 움직이면, 목이 마르기도 하고 피로를 느끼기도 합니다. 하지만 물을 마셔도 뭔가 부족한 것 같고, 또 피로가 남아 있는 것 같아서 스포츠 드링크나 주스와 같은 단맛이 나는 음료수를 마셨더니 피로가 풀리는 듯한 경험을 해본 적이 없습니까?

운동을 하면 몸 밖으로 나온 땀을 수분으로 보충하기 위해서 음료수가 마시고 싶어지는데, 이때 근육의 피로를 풀기 위해서는 수분만으로는 부족합니다.

근육은 포도당을 연소시켜 에너지를 얻는데, 심한 운동이나 무거운 것을 들어올리는 육체노동을 하여 단시간에 많은 에너지가 필요하게 되면, 포도당의 연소에 필요한 산소 공급이 제대로 되지 않아 근육에 산소 부족 상태가 초래되고 맙니다.

그러면 포도당의 연소 과정에서 피로 물질인 젖산이 생기고, 그것이 근육에 쌓여 근육을 산성화시킵니다. 근육 세포는 산성화되면 기능이 둔해져 운동 능력이 저하되거나 피로를 느끼게 됩니다. 이것이 근육 피로의 원인입니다.

피로를 풀기 위해서는 이 젖산을 분해할 필요가 있는데, 당분과 아세트산과 구연산이 더해지면 이 분해가 진행됩니다. 그냥 물보다 단맛이 나는 음료수를 마시면 피로가 풀어지는 것은, 당분이 근육에 쌓인 젖산을 분해해 주기 때문입니다.

그래서 평소 운동 후에는 당분이 들어 있는 음료수를 마시면 좋은데, 물론 모두에게 다 좋은 것은 아닙니다. 혈당치가 높은 사람이나 당뇨병이 있는 사람, 다이어트를 하는 사람에게 있어 당분은 큰 적입니다. 다이어트를 위해서 에어로빅 댄스를 배우기 시작했는데, 끝난 뒤 무의식 중에 달콤한 주스를 벌컥벌컥 마시고 말아 전혀 효과가 없었다는 이야기를 자주 듣습니다.

그러므로 당분과 같이 젖산을 분해해 주는 아세트산과 구연산을 활용해 보시기 바랍니다. 식초의 주 성분은 아세트산이나 구연산과 같은 유기산이기 때문에, 식초를 넣은 드링크를 피로 회복용으로 이용하면 좋을 것입니다.

식초에는 쌀 식초와 같은 곡물 식초 이외에 폰스(pons, 등자 등의 감귤류를 짠 즙), 사과 식초, 와인비네거(wine vineger, 포도주 또는 포도과즙을 알코올 발효시킨 것에 초산균을 넣어 만든 과실초), 발사믹식초 (aceto balsamico, 와인비네거의 일종으로 숙성 기간이 길고, 검은빛을 띰) 등 드링크에 자주 사용되는 과실 식초도 있습니다. 특히 요즘은 '마시는 식초'라고 하여 미용과 피로 회복 드링크로서 시판되고 있는 것을 자주 보게 되는데, 사용해 보면 좋을 것입니다.

식초는 요리에 사용해도 좋습니다. 근육 중의 젖산은 과격한 운동과 육체노동을 한 후뿐만이 아니라, 만성적인 피로와 권태감, 어깨 결림이나 여름을 탈 때에도 근육에 쌓이게 됩니다. 식초는 이런 증상에도 효과가 있습니다. 앞에서 말한 것처럼 식초에는 여러 종류가 있기 때문에 요리에 맞춰 나누어 쓰도록 하십시오.

또 식초는 칼슘의 흡수를 도와 골다공증도 예방해 줍니다. 멸치와 같이 칼슘이 풍부하지만 흡수율이 별로 좋지 않은 식품은 식초를 넣어서 조리하면(초절임 등) 칼슘이 쉽게 흡수됩니다. 게다가 식초에 의해 뼈가 부드러워져 뼈째 먹기 편한 것이 안성맞춤입니다.

영양이 풍부한 외식 메뉴의 선택 방법은?

외식을 자주하면 영양이 한쪽으로 치우치기 쉽습니다. 그러나 외식을 하는 것이 꼭 나쁜 것은 아니며, 메뉴의 선택 방법이 문제입니다.

먼저 한식이든 양식이든 중식이든 영양의 균형을 섭취하기 쉬운 것은 백반 종류입니다. 백반는 덮밥이나 햄버거와 같은 단일 메뉴와는 다릅니다. 사용되는 식 재료의 종류도 많고, 영양적으로도 상당히 균형이 잡혀 있습니다.

물론 백반 종류라고 해도 염두에 두어야 할 점이 있습니다.

외식의 양념은 일반적으로 진하며 염분이 많은 경향이 있으므로, 간장이나 소금은 더 이상 넣지 말고 먹는 편이 좋습니다. 또 면 종류일 때는 국물을 남기며 먹는 게 좋습니다.

특히 낮과 저녁 모두 외식을 하는 사람과 고혈압 증상이 있는 사람은 염분을 지나치게 섭취하지 않도록 주의하십시오.

중국 음식은 일반적으로 서양 음식에 비해 야채가 많이 사용되어 영양의 균형이 좋지만, 기름을 많이 사용하기 때문에 지방을 지나치게 섭취하기 쉽고 칼로리도 높다는 결점이 있습니다.

지방이 너무 많다고 생각되면, 고기의 비계 부분을 남기는 것이 좋습니다. 또 한끼 식사로 중국 음식을 먹은 날에는 다른 한끼의 식사 때 지방을 가능한 한 섭취하지 않는 메뉴를 선택하는 것도 중요합니다.

서양 음식은 스튜와 양배추롤 같은 야채가 많은 메뉴를 제외하면 일반적으로 야채가 적습니다. 고기 요리와 생선 요리에 곁들여 있는 생 야채와 익힌 야채만으로는 한끼 식사 중 야채의 양이 너무 적으며, 비타민과 식이섬유 등이 부족합니다.

이럴 때에는 따로 야채 샐러드를 주문하거나 그날 다른 한끼 식사에 야채와 해초, 감자류, 두부 등을 적극적으로 섭취하십시오.

외식을 자주 하는 사람이라도 이런 점을 염두에 두면, 영양이 균형 잡힌 몸에 좋은 식생활을 할 수 있을 것입니다.

Q 제철 야채와 하우스 재배 야채의 건강 효과는 어떻게 다른가?

식물은 자라서 먹기에 적합한 계절이 있기 때문에, 옛날에는 제철에만 먹었습니다. 그러나 지금은 1년 내내 많은 야채를 살 수 있으며, 가격으로나 겨우 제철 야채인지 아닌지 알 수 있게 되어 제철이 없어졌다는 말도 있습니다.

물론 정말로 제철이 없어진 것은 아닙니다. 제철에 밭에서 재배된 야채와 하우스에서 재배된 야채가 모두 슈퍼마켓 안에 진열되어 있습니다.

1년 내내 야채를 살 수 있으니 어느 것이 제철 야채인지 모르겠다고 할 수도 있지만, 꼭 그렇지는 않습니다. 제철 야채에는 하우스 야채에 없는 장점이 여러 가지 있습니다.

옛날부터 '제철 야채는 값이 싸고 맛있다'고 했는데, 이는 사실로 밭에서 재배된 제철 야채는 모양이 나빠도 맛이 있습니다. 그에 비해

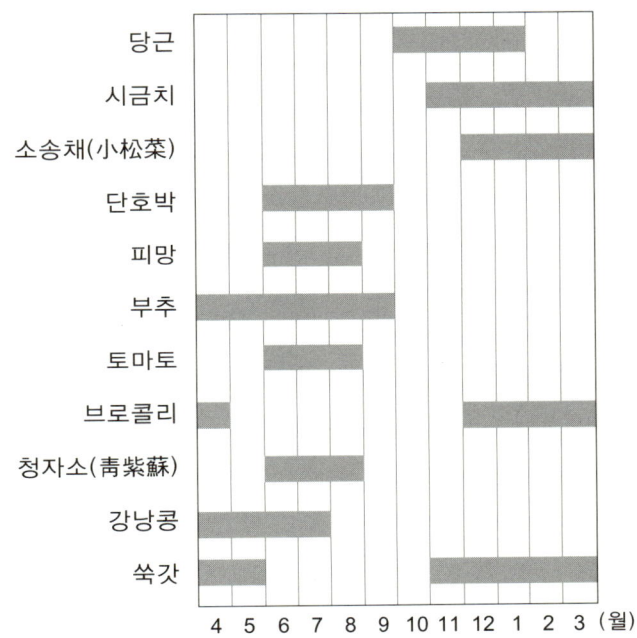

야채의 제철 리스트

| | 4 | 5 | 6 | 7 | 8 | 9 | 10 | 11 | 12 | 1 | 2 | 3 (월) |

당근
시금치
소송채(小松菜)
단호박
피망
부추
토마토
브로콜리
청자소(靑紫蘇)
강낭콩
쑥갓

하우스 재배 야채는 색과 모양이 아무리 좋아도, 역시 맛의 관점에서 보면 제철 야채에 미치지 못합니다.

또 제철 야채가 값이 싼 것은 공급이 많기 때문이라고 생각하기 쉽지만, 사실은 비료와 농약을 조금밖에 사용하지 않기 때문입니다.

제철에 자란 야채는 그 계절에 적응하고 있기 때문에, 많은 비료와 농약을 주지 않아도 쑥쑥 잘 자라날 수 있습니다. 그러나 하우스 재배 야채는 원래 재배 시기가 아닌 계절에 촉성 재배되기 때문에 강하지 않습니다. 농가에서는 그것을 보충하기 위해 많은 비료와 농약에 의존하고 맙니다. 이렇게 되면 값이 비싸질 뿐만 아니라, 농약의 피해도 걱정이 되며, 애써 야채를 먹어도 별로 건강에 좋지 않습니다.

또 야채는 계절에 따라 영양가가 다릅니다. 비타민과 미네랄 등의 영양소가 가장 풍부한 것은 제철에 밭에서 재배된 야채이며, 하우스에서 재배된 야채는 영양소가 뚝 떨어집니다. 영양가가 있다고 믿고 열심히 먹어도 생각보다 영양소가 적은 경우가 많습니다.

제철 야채는 값이 싸고 맛있는데다 안전하며 영양도 풍부합니다. 요컨대 계절에 관계 없이 야채를 먹는 것보다 사계절 그때그때의 제철 야채를 먹는 것이 건강에 좋습니다. '신토불이'란 말도 있듯이 그 지방의 자연 밑에서 얻은 야채가 몸에 가장 좋습니다.

 **맥주는 비만의 원인이 되지 않는다?**

맥주를 매우 좋아하는 사람에게 있어 걱정이 되는 것이 비만일 것입니다. '맥주 배'라는 말이 있듯이 맥주는 비만의 원인이 된다는 인식이 강합니다. 더운 여름날에 혹은 목욕 후에 마시는 맥주의 맛은 최고지만, 살찌는 게 아닌가 하고 염려하는 사람들이 많을 것입니다.

이런 걱정을 하는 사람들에게 기쁜 소식이 있습니다. 맥주의 칼로리는 60% 이상이 알코올에 의한 것인데, 맥주의 알코올은 단지 5% 정도이기 때문에 다른 주류에 비해 굉장히 낮습니다. 또 체내에 들어온 알코올의 일부는 땀과 소변을 통해서 그대로 몸 밖으로 나갑니다.

영양으로 흡수되는 알코올도 대부분이 바로 에너지원이 되어 체온을 올리거나 혈액순환을 원활하게 하는데 사용되며, 글리코겐과 지방이 되어 체내에 축적되는 일은 없습니다. 물론 맥주와 함께 안주를 지나치게 먹으면 살이 찌는 것은 사실입니다.

그러나 맥주 그 자체가 비만의 원인이 되는 경우는 거의 없습니다. 물론 맥주도 알코올이기 때문에 과음하는 것은 금물이지만, 살찌는 것을 염려하여 맥주 마시기를 참을 필요는 없습니다.

오히려 맥주에는 그 원료인 맥아의 영양소가 함유되어 있어 피로를 회복하는 비타민 B_1, 피부를 아름답게 하는 비타민 B_2, 빈혈을 예방하는 엽산 등 비타민류와 미네랄류도 많이 있습니다. 영양소가 풍부하기 때문에, 다른 주류처럼 술안주를 염려할 필요도 없어 편하게 마실 수 있습니다.

또 맥주는 이뇨 작용, 식욕 증진, 변비 예방의 효과도 있습니다.

맥주와 다른 주류와의 성분 비교(100g 당)

술의 종류	에너지 (Kcal)	단백질(g)	칼륨(mg)	마그네슘 (mg)
맥주	40	0.3	34	7
적포도주	73	0.2		
소주	206	0	–	–
위스키	237	0	1	0

맥주는 이뇨 효과가 커서 마시다 보면 화장실에 자주 가고 싶어집니다. 이는 맥주에 함유되어 있는 칼륨과 알코올, 또 수분에 의해 일어나는 작용입니다. 칼륨에 의해 신진대사가 활발해지고, 알코올의 작용으로 소변 배설을 방해하는 호르몬 분비가 억제되어, 체내의 노

폐물이 맥주의 수분과 함께 체외로 쉽게 배출될 수 있습니다.

또 맥주는 미용에도 좋습니다. 맥주를 마시면 혈액순환이 원활해지기 때문에, 혈액순환이 원활하지 못해 피부가 거칠거나 피부 색깔이 거무칙칙한 사람은 맥주가 피부와 피부색을 개선해 줍니다.

최근에는 맥주가 갱년기 장애에도 좋다는 연구 결과가 나왔습니다. 맥주의 쓴맛을 내는 홉에는 체내에서 여성 호르몬과 비슷한 작용을 하는 성분이 함유되어 있어, 맥주를 마시면 깨어진 호르몬의 균형이 조정되어 갱년기 장애가 개선될 수 있다는 것입니다.

의외일 만큼 유효 성분이 많은 맥주이지만, 마시다 남으면 김이 빠지고 말아 다시 마실 수 없게 됩니다. 이렇게 마시다가 남은 맥주를 요리에 이용해 보십시오. 카레와 스튜 등의 요리에서 고기를 익힐 때 물 대신에 맥주를 넣으면, 맥주가 조미료의 역할을 하여 고기 맛이 좋아집니다. 또 맥주의 영양소도 요리에 첨가할 수 있어 일석이조입니다.

 **술은 백약의 으뜸, 만병의 근원?**

A 술은 '백약의 으뜸'이라고 불려지는가 하면, 그와 반대로 간장 과 위장을 손상시킨다든지, 알코올 중독이 된다든지 하여 '만 병의 근원'처럼 생각되기도 합니다. 애주가의 입장에서는 술이 백약 의 으뜸이라고 생각하고 싶겠지만, 만약 술로 인한 폐해가 더 크다면 걱정입니다.

그렇다면 정말 술이 '백약의 으뜸'인가요, 아니면 '만병의 근원' 일까요? 이 해답은 오직 하나, 마시는 술의 양에 문제가 있습니다.

술은 마시는 양에 의해 심신의 건강에 좋을 수도 있고, 해가 될 수 도 있습니다.

적당한 양의 술은 심장의 활동을 활발하게 하고, 혈액순환을 원활 하게 합니다. 나이를 먹음에 따라 혈관이 점차 좁아져 혈관이 쉽게 막 히게 되는데, 술은 많은 혈액을 심장에서 내보내므로 혈관이 막히는 것을 예방해 줍니다.

이렇게 혈액순환이 원활해지면 피부 상태도 좋아질 뿐만 아니라, 어깨 결림과 생리통도 예방해 줍니다.

또 혈액순환이 원활해지면 뇌에도 좋습니다. 뇌의 혈류가 좋아지기 때문에 뇌세포의 감소가 저지되어, 뇌의 노화를 늦출 수 있는 것입니다.

또 요즘에는 술이 HDL콜레스테롤(좋은 콜레스테롤)을 늘리는 작용을 한다는 사실이 알려져 주목 받고 있습니다. HDL콜레스테롤은 동맥경화와 심근경색 등의 원인이 되는 필요 이상의 LDL콜레스테롤(나쁜 콜레스테롤)을 제거해 주는 중요한 물질입니다.

즉, 술은 혈액순환을 원활하게 하고 HDL콜레스테롤을 늘리는 두 가지 작용에 의해서 동맥경화와 심장병을 예방해 줄 수 있는 것입니다.

실제로 심근경색이나 협심증과 같은 허혈성 심장질환에 의한 사망률은, 술을 마시지 않는 사람보다 술을 마시는 사람이 더 낮다는 조사 보고도 있습니다.

또 스트레스에 의해 생기는 관상동맥 발작도 술을 마시는 사람이 마시지 않는 사람보다 덜 일어난다고 합니다. 술은 원래 스트레스 해소도 되고, 스트레스로부터 심장을 보호해 주기도 합니다.

다만 이것들은 어디까지나 술을 적당하게 마시고 위장과 간장을 생각하여 마신 경우에 해당되는 이야기이며, 과음을 하면 물론 나쁩니다.

여성의 적당한 음주량은, 술에 약한 체질이 아닌 사람이라면 청주

90~180cc 정도라고 합니다. 물론 이는 어디까지나 표준치이고, 나이와 그때의 건강 상태에 따라 다르며 개인 차도 있습니다.

또 빈속에 술을 마시는 것을 피하고, 일주일 중에 이틀은 술을 마시지 않아 간장을 쉬게 하십시오.

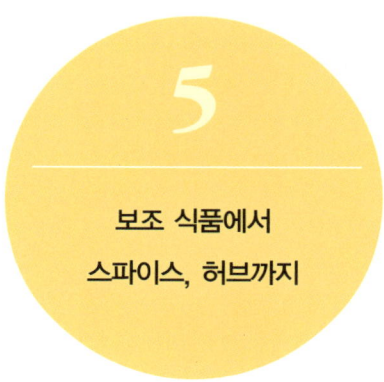

5

보조 식품에서
스파이스, 허브까지

몸에 좋은 보조 식품이 당신의 몸을 건강하게 만든다

보조 식품의 미용 · 건강 효과

식물 자체의 영양소가 감소하고 있다

약국이나 슈퍼마켓, 편의점에 가면 여러 가지 보조 식품이 눈에 띕니다. 현재 꽤 많은 종류의 보조 식품이 보급되어 있는데, '식품'으로 분류되어 있기는 하지만 마치 약처럼 취급되어 보조 식품으로 영양을 섭취하는 데 저항을 느끼는 사람도 많을 것입니다.

게다가 현대 사회에서는 '충분한 양의 음식을 먹고 있으며, 국내의 식 재료는 물론 외국의 식 재료까지 쉽게 구입할 수 있는데, 보조 식품이 꼭 필요한가?' 하고 의문을 품는 사람도 많습니다.

그러나 결론부터 말하면, 보조 식품은 현대 사회의 필수품으로 인식되고 있습니다. 우리들의 식생활을 보면 당분 · 지방 · 단백질은 비교적 많이 섭취하고 있어도, 비타민 · 미네랄 등 몸의 기능을 조정하는 영양소는 아무래도 부족하게 섭취하고 있습니다.

바쁜 현대인은 편의점 도시락이나 슈퍼마켓에서 만든 반찬, 인스턴트 라면, 냉동식품이나 전자레인지용 식품 등의 가공 식품과 인스턴트 식품을 자주 이용하는데, 이들 식품은 비타민과 미네랄이 상당히 부족합니다.

또 이들 식품은 무엇보다 위생적인 면을 중시하기 때문에 철저하게 세척하고 가열하여, 그 결과 수용성 영양소와 열에 약한 영양소가 감소되기 쉽습니다. 특히 세척과 가열로 비타민 C가 상실되어 현재 시판되고 있는 가공 식품 중에는 비타민 C가 20~30%밖에 남아 있지 않은 식품도 있습니다.

또 이들 식품은 겉보기에는 야채가 많이 들어 있어 영양이 충분한 듯 보이지만, 실제로는 대부분 영양이 부족한 경우가 많습니다.

물론 매일 스스로 음식을 조리해 먹는 사람이라고 해서 영양을 충분히 섭취하고 있는 것은 아닙니다. 화학비료에 의존하는 농법을 계속해 온 결과, 작물이 토양에서 비타민과 미네랄을 별로 흡수하지 못하게 되어, 야채와 과일에 함유되어 있는 영양소의 양도 최근 반세기 동안에 엄청난 속도로 줄어들고 있습니다.

그렇지 않아도 현대인의 식생활이 서구화되고 고기와 생선에 비해 야채의 섭취량이 줄어들고 있는데, 그 야채에 함유되어 있는 비타민과 미네랄의 양마저 감소한다면, 당연히 필요한 영양이 부족해지고 맙니다.

게다가 현대인은 스트레스와 불규칙적인 생활 때문에, 옛날 사람보다 비타민과 미네랄의 필요량이 많아졌습니다. 필요량은 늘어났는

데 섭취량이 감소하고 있는 것이 문제입니다.

비타민과 미네랄이 부족하면, 빨리 노화되고 피부가 거칠어지는 등 여성에게 있어 좋지 못한 폐해가 발생합니다.

비만도 그 폐해 중의 하나인데, 칼로리가 충분한데도 그것을 에너지로 바꾸는 비타민이 부족하면, 에너지가 되지 못한 칼로리가 체지방과 콜레스테롤이 되어 몸에 축적됩니다.

결국 이러한 상황에 놓인 현대인은, 식사만으로는 아무래도 부족한 비타민과 미네랄을 보조 식품에서 보충해야 한다고 생각하게 된 것 입니다.

효과적인 보조 식품의 섭취 방법은?

보조 식품을 사와서 막상 먹으려고 하면, 물과 함께 먹어야 된다든지 하루에 얼마나 먹어야 하는지는 설명서에 적혀 있지만, 언제 섭취해야 좋은지는 적혀 있지 않습니다.

도대체 보조 식품은 언제 섭취하면 효과적일까요?

일반적으로 보조 식품은 소화기가 활발하게 활동하고 있는 식후에 섭취하면 잘 흡수됩니다. 특히 피부에 윤기를 주는 비타민 A, 골다공증을 방지하는 비타민 D와 K, 노화를 방지하는 비타민 E는 지용성 비타민이기 때문에, 식사중 지방을 섭취한 뒤에 먹으면 흡수가 잘됩니다.

또 하루에 2개 이상의 보조 식품을 먹을 때에는, 한꺼번에 먹는 것보다 조금 귀찮지만 나누어 먹는 것이 효과적입니다.

2종류 이상의 보조 식품을 먹을 때에는, 비타민 C와 콜라겐처럼 서로의 흡수율을 높여 주는 영양소를 함께 먹으면 좋습니다. 이처럼 보조 식품 중에는 함께 먹으면 효과적인 영양소를 잘 조화시킨 것도 있습니다.

또 보조 식품 중에는 정제나 캡슐, 분말 타입이 많은데, 물과 함께 먹으라는 지시가 있는데도 그것을 무시하고 물과 함께 먹지 않거나 한 모금 정도의 소량의 물과 함께 먹는 사람도 있을 것입니다.

그러면 효과가 없습니다. 이들 보조 식품은 물을 많이 마시면서 먹는 것이 중요합니다. 특히 정제 타입의 보조 식품은 물과 함께 먹지 않으면 목의 점막이 손상될 수 있습니다. 마시는 물은 가능한 한 미네랄 워터나 정수가 좋습니다.

섭취량 또한 설명서를 무시해선 안 됩니다. '많이 먹는 게 효과가 있겠지' 하고 생각하여 지시된 섭취량을 초과해 먹으면 여러 가지 폐해를 초래할 수 있습니다. 섭취량을 정확하게 지키는 것이 보조 식품을 먹을 때의 철칙입니다.

보조 식품을 잘 보존하기 위해서는?

예전에 사서 반 정도 먹고 잊어버리고 있었던 보조 식품을 우연히 찾았다든지, 품질 보증 기간이 아직 끝나지 않아 모처럼만에 다시 먹으려고 했는데 왠지 색이 변한 것 같은 느낌이 든다든지 하는 경험을 해본 적이 없습니까?

보조 식품에는 품질 보증 기간이 적혀 있는데, 알약은 품질 보증 기간이 2년인 것이 많습니다. 단, 이 품질 보증 기간은 밀봉한 상태에서 차갑고 어두운 곳에서 보존한 경우이며, 개봉하여 먹기 시작한 것과 보존 상태가 나쁜 것은 품질 보증 기간과 무관하다고 생각하십시오.

보조 식품은 열과 햇빛, 수분과 산소에 의해 효과가 떨어집니다. 직사광선이 들어오는 창가에 두면, 개봉했든 하지 않았든 변질되기 쉽습니다. 가능하면 온도가 낮고, 어두운 곳에 보존하는 것이 원칙입니다.

그러므로 깜박 잊고 더운 곳이나 습도가 높은 곳에 장기간 놓아둔 것이나, 제조 연월일과 품질 보증 기간을 모르는 보조 식품은 설령 개봉하지 않은 것이라도 먹지 말고 버리십시오.

보조 식품은 일단 개봉하면 실내 공기가 용기 속에 들어갑니다. 이 공기 중의 습기와 산소도 보조 식품의 큰 적입니다.

특히 윤기 있고 싱싱한 피부를 지키는 데 중요한 β카로틴, 비타민 C, 비타민 E는 스스로 산소와 연결되어 항산화 작용을 하는 영양소이기 때문에 산화되기 쉽습니다. 산화가 진행되면 본래의 항산화력이 저하되어 산화되므로, 변색됐거나 검은 얼룩이 생긴 보조 식품은 버리십시오.

보조 식품은 먹기 시작할 때까지 개봉하지 말고 보관하고, 개봉하면 먹고 난 후에 정확히 뚜껑을 닫도록 주의하고, 일단 개봉한 것은 다 먹도록 하십시오. 혹시 남은 것이 있다면 다른 조그만 용기에 따로 보관하여, 공기가 안 통하게 밀봉해 두면 변질을 늦출 수 있습니다.

더운 여름에는 냉장고에 보관해 두는 방법도 있지만, 여기에는 주의가 필요합니다. 냉장고에서 꺼냈을 때 공기 중의 습기가 차가워진 보조 식품에 닿아 물방울이 되어 변질되는 경우도 있기 때문입니다.

냉장고에서 보존할 때에는 보조 식품의 뚜껑을 열고 닫는 횟수를 줄이도록 작은 용기에 나누어서 보관하십시오. 그런데도 습기를 빨아들이면 아까운 마음을 접고 과감히 버리십시오.

이는 정제와 같은 알약인 경우일 때이고, 물론 드링크제인 경우에는 개봉하면 바로 마셔야 합니다.

보조 식품으로 영양을 충분히 섭취할 수 있는가?

다이어트를 하는 동안, 보조 식품을 계속 먹으면 비타민과 미네랄이 부족할 염려가 없으니 식사를 하지 않아도 될 거라고 생각하고 있지는 않습니까?

혹은 바빠서 여러 가지 야채를 섭취하는 것이 힘드니 밥이나 고기에 보조 식품으로 모든 영양을 섭취할 수 있다고 생각하고 있지는 않습니까?

보조 식품이 널리 보급되어 있는 요즘, 많은 사람들이 당분·지방·단백질 이외의 모든 영양소를 보조 식품으로 섭취할 수 있는 것처럼 생각하고 있는데, 결코 그렇지는 않습니다.

앞에서 여러 가지 식품에 함유되어 있는 영양소에 대해서 언급했습니다만, 이외에도 아직 알려지지 않은 영양소가 있을 것입니다. 예를 들어, 야채와 과일에 많이 함유되어 있는 파이토케미칼(124쪽 참조)의 경우 학인되어 있는 것은 아주 일부에 불과하며, 아직 발견되지 않은 것이 많이 있습니다. 그중에는 우리들의 건강을 지켜 주고, 또 젊음과 아름다움을 유지하는 데 매우 중요한 영양소도 많을 것입니다.

매일 식사 때마다 여러 가지 야채를 먹고 있다면, 미처 발견되지 않은 영양소도 섭취하고 있다고 할 수 있습니다. 그러나 보조 식품만으로 비타민과 미네랄 등을 보급하려고 하면, 현재 알고 있는 영양소, 또 보조 식품에 함유되어 있는 영양소밖에 섭취할 수 없습니다. 야채를 먹는다면 알려지지 않은 영양소도 섭취할 수 있지만, 보조 식품으로는 아직 발견되지 않은 다수의 영양소를 보충할 수 없습니다.

게다가 미네랄류는 식사로만 섭취할 수 있는 것이 많이 있습니다. 시판되고 있는 보조 식품의 종류는 상당히 많지만, 결코 이것이 필요한 영양소의 모든 것은 아닙니다.

영양소는 단독으로 활동하고 있는 것이 아니라, 서로 협력하여 활동하고 있습니다. 많은 종류를 함께 섭취함으로써, 영양소들이 서로 협력해야 비로소 효과를 발휘할 수 있는 것입니다. 이런 관점에서 보면, 매일의 식사 때 여러 가지 영양소를 함유하고 있는 식품을 통해서 영양소를 섭취하는 것이 이상적이라고 할 수 있습니다.

그러므로 야채 같은 식품을 충분히 먹어야 합니다. 어디까지나 식사를 통하여 영양소를 섭취하는 것이 기본이며, 보조 식품은 비타민과 미네랄 등 어떤 특정 영양소를 강화하고 싶을 때 섭취하는 것이라 생각하십시오. 보조 식품은 체력이 쇠약할 때와 피로가 쌓였을 때, 혹은 격렬한 스포츠를 한 후에 그 회복을 위해서, 아무래도 식사만으로는 부족해지기 쉬운 영양소를 보급하는 것이라고 생각하길 바랍니다.

섭취량을 지키지 않으면 이런 부작용이

보조 식품에는 적정 섭취량이 표시되어 있는 것이 많은데, 반드시 이 섭취량을 지켜야 합니다. 한계를 넘어 많이 섭취하면, 영양소에 따라 부작용이 생길 수도 있기 때문입니다.

특히 부작용이 쉽게 일어나는 것이 비타민 A와 비타민 D입니다.

피부가 건조하고 거칠어져 좀더 윤기 있고 촉촉한 피부를 가지고 싶어서, 혹은 컴퓨터의 단말기를 자주 사용해 눈이 피로해 비타민 A 보조 식품을 먹고 있는 사람이 있을 것입니다. 그럴 때 생각한 만큼의 효과가 나타나지 않으면, '좀더 많이 먹어 볼까?' 하는 유혹이 생길 수 있습니다.

그러나 비타민 A는 지용성 비타민이기 때문에, 지방 조직에 축적될 뿐만 아니라 부작용도 생깁니다. 비타민 A를 장기간 섭취하면, 오히려 피부가 건조해지고 벗겨집니다. 그뿐만 아니라 식욕 감퇴, 구역질이 나고, 눈이 침침해지며, 두통이 생기고, 손발이 부으며, 간장과 신장이 비대해지는 증상도 생기게 됩니다. 아무쪼록 섭취량을 꼭 지키도록 하십시오.

비타민 A와 마찬가지로 비타민 D도 칼슘의 흡수를 도와 골다공증을 예방해 주는 중요한 비타민이지만, 지나치게 섭취하면 그 부작용이 무섭습니다. 비타민 D를 대량 섭취하면 혈액 속의 칼슘 농도가 상승하여 칼슘이 혈관벽에 침착하고, 신장에 쌓여서 신장 기능을 저하시켜 마침내 요독증을 일으키게 됩니다.

한편 마음을 이완시키는 보조 식품을 지나치게 먹으면 졸리게 됩니다. 또 졸음을 깨우는 보조 식품을 많이 먹으면, 마약처럼 각성 상태에 빠지게 됩니다.

그럼 많이 먹어도 부작용이 없는 보조 식품은 마음껏 먹어도 좋은가 하면, 그렇지는 않습니다. 역시 표시된 섭취량을 지키는 편이 좋습니다.

항산화 작용이 크고 부작용이 없다고 하는 β카로틴마저도, 담배를 많이 피우는 사람이 보조 식품으로 많이 섭취하면, 폐암의 위험이 커집니다. 정말로 폐암의 위험이 β카로틴의 부작용 때문인지 어떤지는 확실하지 않지만, 야채와 과일에 함유되어 있는 카로티노이드 중에서, β카로틴만을 대량으로 섭취하면 나쁘다는 설이 있습니다.

현재 부작용이 없다고 알려진 영양소라도, 보조 식품으로 보충할 경우, 역시 지나치게 섭취하지 않는 것이 좋습니다.

식사로 영양을 섭취할 때에는 일반적으로 과다하게 섭취하는 일은 거의 없지만, 보조 식품은 간편하게 영양을 섭취할 수 있기 때문에 과다하게 섭취하기 쉽습니다. 보조 식품을 과다하게 먹지 않도록 꼭 주의하시기 바랍니다.

물의 미용 · 건강 효과

물을 많이 마심으로써 얻을 수 있는 효능은?

요즘 물을 마셔 혈액순환을 원활하게 하는 미용 · 건강법이 주목을 받고 있습니다. 혈액의 주 성분인 물을 많이 마시면, 막혀 있던 혈관의 흐름이 좋아져 뇌혈전과 뇌경색 등 순환기계의 병을 예방할 수 있고, 모발과 피부가 건강해진다는 것입니다.

이는 정확한 근거가 있습니다. 뇌경색은 아침에 발생하기 쉬운데, 그것은 혈액의 농도와 관계가 깊습니다. 수면 중에는 땀으로 몸에서 수분이 빠져 나가는데, 수분을 섭취할 수 없기 때문에 체내의 수분이 줄어들어, 아침에는 하루 중에서도 가장 혈액이 농축되어 끈적끈적한 상태가 되어 있습니다. 그래서 뇌혈관도 막히기 쉽습니다.

이것을 방지하려면 자기 전에 물 한잔을 마시는 것이 그 비결입니다. 즉 땀으로 빠져 나가는 수분을 미리 보충해 두면, 아침에 일어났을 때 혈액이 농축되는 것을 방지한다는 것입니다.

특히 고령자는 뇌경색과 뇌혈전의 위험이 큰데, 이것은 고령자가 혈액이 끈적끈적해지기 쉬운 것과도 관계가 있습니다. 나이를 먹으면 감각이 둔해져 갈증도 쉽게 느끼지 못하게 됩니다. 수분이 많이 상실되어야 비로소 갈증을 느껴 수분을 섭취하기 때문에, 탈수 상태가 되어 혈액이 농축되기 쉽습니다. 따라서 고령자일수록 물을 의식적으로 마실 필요가 있습니다.

물론 고령자뿐만이 아니라, 생활 습관병으로 혈액에 중성 지방이 많고 혈액이 끈적끈적한 사람도 혈액에서 수분이 상실되면 혈관이 막히기 쉽습니다. 그러므로 자기 전에 물을 마시는 습관을 기르도록 하십시오.

혈액순환이 원활해지면 미용에도 도움이 됩니다. 피부 세포에 산소와 영양을 운반하는 것이 혈액이기 때문에, 혈액순환이 원활하지 않으면 피부에 여러 가지 문제가 생깁니다. 그러므로 물을 마심으로써 혈액 농도를 엷게 하여 혈액순환을 원활하게 해주면, 피부에 생기는 문제를 해소하고 예방할 수 있습니다.

예를 들어, 색소가 침착하여 생긴 눈 밑의 다크서클은 혈액순환이 원활하지 못한 것이 직접적인 원인은 아니지만, 신진대사가 좋아지면 피부 층이 새로워지기 때문에 점차 엷어집니다. 결과적으로 보면 다크서클을 없앨 수 있게 됩니다.

또 많은 여성이 고민하고 있는 변비도 물을 마심으로써 해소할 수 있습니다. 혈액순환과 자율신경은 서로 자극하고 있어서, 자율신경이 잘 조정되어 있으면 혈액순환이 좋아집니다. 반대로 혈액순환을 원활하게 하면, 자율신경에 좋은 영향을 주어 상태가 좋지 않던 자율신경을 정상으로 되돌릴 수 있습니다. 자율신경이 정상적으로 활동하면, 자율신경이 담당하고 있는 장 운동도 정상이 되어 변비도 쉽게 낫게 됩니다.

혈액순환이 원활하지 못해 생기는 피부 문제와 변비로 힘들어 하는 사람은, 혈액순환에 좋은 비타민 E나 변비에 좋은 식이섬유를 병행하여 섭취하는 것도 추천합니다.

수돗물보다 미네랄 워터가 더 안전한가?

물이 건강에 좋다는 것은 알게 되었는데, 그럼 어떤 물을 마시면 좋을까요?

솔직히 말해 수돗물은 독특한 석회 냄새 때문에 맛이 별로 없습니다. 또 끓일 때 염산이 발암물질인 트리할로메탄으로 바뀌어 몸에 좋지 않다고 하니 염려가 됩니다.

그럼 음료수와 조리용 물을 미네랄 워터로 바꾸는 편이 좋을까요?

결론부터 말하자면, 수돗물이 몸에 나쁘지는 않습니다. 수돗물은 비교적 안전하며 맛도 있습니다. 검사 기준이 허술한 시판 중인 미네랄 워터보다 수돗물이 오히려 더 안전하다고 합니다.

영양적으로 봐도 수돗물은 그냥 맹물이 아니라 시판되는 미네랄 워터처럼 몸에 좋은 미네랄류가 함유되어 있다는 조사 보고도 있습니다.

단, 수돗물에는 미네랄 워터에는 없는 성분이 섞여 있습니다. 소독 때문에 들어간 염소와 그 염소에서 파생된 트리할로메탄이 그것입니다.

염소는 세균을 소독하여 수돗물을 안전한 물로 바꾸어 주지만, 그 대신 물에서 석회 냄새를 풍겨 맛을 떨어뜨립니다. 대도시는 지방과 비교해 수질이 나쁘기 때문에, 많은 염소를 투입한 결과 석회 냄새가 나는 물이 되고 말았습니다.

염소의 농도는 안전한 수준이지만, 만일 그 농도가 높으면 유해 물질이 되므로 제거하는 게 더 좋습니다. 물론 무서운 트리할로메탄도 제거하는 것이 좋습니다.

이를 위해 수도 꼭지에 정수기를 설치하는 방법이 있습니다. 정수기는 활성탄과 세라믹 여과제에 물을 걸러내어 염소 등의 불순물을 제거합니다. 더 안전한 방법으로는 수돗물을 미리 주전자에 담아 그 뚜껑을 열어 놓으면, 염산과 트리할로메탄이 증발하여 그 양이 반 정도로 줄어듭니다. 또는 주전자의 뚜껑을 열은 채 5분 정도 끓이면, 거의 완전히 염소를 제거할 수 있습니다.

염소를 제거하면, 수돗물은 보다 더 맛있고 몸에 좋은 물이 됩니다. 물을 마시는 것은 몸에 좋기 때문에 수돗물을 많이 이용하도록 하십시오.

경수가 변비·다이어트에 좋은 이유

미네랄 워터에는 경도가 높은 것(경수)과 경도가 낮은 것(연수)이 있는데, 어떤 것을 선택해야 할지 망설이게 됩니다.

'경도'란 칼슘과 마그네슘의 함유량을 계산식으로 적용시켜 나타낸 숫자인데, 경수일수록 칼슘과 마그네슘을 많이 함유하고 있습니다. 요컨대 미네랄 워터를 마시면, 칼슘과 마그네슘을 섭취할 수 있습니다.

칼슘은 뼈와 치아를 구성하여 골다공증을 예방하는 중요한 미네랄이며, 마그네슘은 뼈와 치아에 함유되어 있는 칼슘을 강화하는 작용과 칼슘의 흡수를 도와주는 작용을 합니다. 어느 것도 부족하기 쉬운 영양소이며, 가능하면 동시에 섭취하는 것이 좋습니다.

일반적으로 이 두 개의 함유량이 1ℓ 중 100mg 이하인 것을 연수라 하고, 1ℓ 중 200mg 이상인 것을 경수라 합니다. 경수는 익숙하지 않으면 먹기 어려울 수 있으나, 칼슘과 마그네슘을 섭취하기 위해서는 경수 마시는 습관을 들이는 것도 좋습니다.

미네랄 비율은 물에 따라 다양하기 때문에 물을 미네랄 원으로 삼고 싶다면, 성분 표시를 보고 칼슘과 마그네슘은 풍부하지만 식사를 통해 지나치게 섭취하기 쉬운 나트륨이 적은 물을 고르면 좋을 것 입니다.

또 경수는 다이어트에도 효과가 있습니다.

일반적으로 물 맛은 칼슘이 많으면 무거운 느낌이 들기 때문에,

다이어트 중에 칼슘을 함유한 물을 많이 마시면, 그 무게가 위에 작용하여 포만감을 준다고 합니다. 따라서 칼로리 제한으로 오는 공복감을 이기기 쉬워집니다.

또 물에는 이뇨 작용이 있어 혈액 속에 쌓인 노폐물을 몸 밖으로 내보내 신진대사를 촉진하여 다이어트를 돕는다고 합니다. 물론 경수는 다이어트로 부족해지기 쉬운 미네랄을 보충할 수 있는 이점도 있습니다.

경수에 포함된 풍부한 미네랄은 변비 해소에도 도움이 됩니다. 미네랄에 의해 장이 자극을 받아 변비가 해소되는 것입니다.

한편 연수는 맛이 순하고 요리와 커피·홍차 등의 차를 마실 때 적합합니다. 그러므로 각각의 이점을 생각하여 때와 장소에 따라 물도 골라 사용해 보십시오.

탄산가스가 들어 있는 미네랄 워터는 피로를 풀어 준다

더운 여름이나 운동 후 피로 회복에 효과적인 물이 있습니다. 탄산가스가 들어 있는 미네랄 워터가 그것입니다.

우리들이 피로를 느끼는 것은 젖산 등의 피로 물질 이외에 지방이 연소될 때 빠져 나가는 수소 이온 때문인데, 탄산가스가 들어 있는 미네랄 워터를 마시면 탄산이 혈액을 통해 체내에서 수소 이온과 결합하여 이산화탄소와 물이 됩니다. 물은 소변으로 배설되고, 이산화탄소는 폐를 거쳐 체외로 빠져 나갑니다. 즉 수소 이온이 없어지기 때문에 피로가 풀리게 되는 것입니다.

그러나 이 효과는 천연 탄소에 한하며, 인공 탄산가스를 혼합한 일반 탄산 음료에는 없습니다.

탄산가스가 들어 있는 미네랄 워터는 피로를 풀어 줄 뿐 아니라, 이산화탄소가 된 뒤에 몸 밖으로 빠져 나갈 때까지 혈관을 확장시키면서 이동하기 때문에, 혈액순환이 원활해져 산소 공급도 쉬워집니다.

또 위산을 부드럽게 하여 소화 작용을 돕는 중탄산염이 이뇨 효과를 높여 줍니다. 몸에 쌓여 있던 독소가 소변과 함께 빠져 나오기 때문에, 혈액이 맑아지고 간장에도 도움이 됩니다. 또 신진대사가 좋아져 피부도 깨끗해집니다.

탄산가스가 들어 있는 미네랄 워터는 미용과 건강에 효과가 좋기 때문에, 유럽에서는 고대 로마시대부터 몸에 좋은 음료수로 취급되어 포도주와 맥주만큼이나 애용되어 왔습니다.

더위와 운동으로 피로할 때뿐만 아니라, 식사 때 마시는 일상 음료로 이용해도 좋을 것입니다.

인기 있는 니어워터는 정말 몸에 좋은가?

요즘 페트병에 들어 있는 니어워터가 유행하고 있습니다. 니어워터는 확실한 정의는 없지만, 일반적으로 물에 비타민과 칼슘 등의 영양소와 과즙을 첨가한 음료수입니다.

녹차와 미네랄 워터로는 뭔가 부족해, 조금 단맛이 나는 음료수를 마시고 싶어, 그러나 주스나 콜라처럼 칼로리가 높은 것은 싫어, 좀더 칼로리가 낮은 것이면 좋겠어, 영양소가 들어 있고 보조 식품 같은 감각으로 마실 수 있다면 더욱 좋겠는데…….

니어워터는 정말 이런 요구에 부응할 수 있는 것일까요?

니어워터에는 매일의 생활에 필요한 영양소가 함유되어 있습니다. 그런 점에서는 분명 주스보다 몸에 좋지만, 니어워터에 함유되어 있는 영양소의 양은 하루에 필요한 영양소의 양에 비해 아주 적습니다. '니어워터를 마시는 것만으로 비타민을 충분히 섭취할 수 있어 건강에 좋다'라고 생각하는 것은 경솔한 생각입니다.

더구나 니어워터를 마신다고 해서 야채를 먹지 않아도 되는 것은 아닙니다. 니어워터에만 의지하지 말고, 역시 식사로 영양소를 충분히 섭취하는 것이 좋습니다.

게다가 대부분의 니어워터는 주스와 콜라와 비교해 저칼로리이긴 해도 당분을 함유하고 있습니다.

그래서 '영양소가 있으니 많이 마시자'라는 생각에 니어워터를 물 대신에 많이 마시면 살이 찌게 됩니다. 단맛이 있는 드링크를 마시고 싶은데 주스와 콜라보다 칼로리가 낮은 것을 원한다면, 니어워터가 효과가 있을 것입니다. 그러나 니어워터 중에는 상당히 칼로리가 높은 것도 있다는 것을 유념하십시오.

칼로리와 영양소를 생각해서 마시고 싶다면, 상표와 상품의 인지도에 구애 받지 말고, 니어워터의 원재료와 영양 성분표를 확인하십시오. 그러면 니어워터가 일반적으로 생각하는 것보다 당분이 많고, 비타민과 미네랄이 적다는 것을 알게 될 것입니다.

또한 이 정도의 칼로리라면 섭취해도 좋겠다고 생각한 양만큼의 니어워터만 마시고, 비타민과 미네랄은 식사로 섭취하며, 그래도 모자란 분량을 니어워터로 보충해 준다고 생각하는 것이 좋습니다.

스파이스, 허브의 미용 · 건강 효과

비타민 A와 콜라겐이 윤기를 되찾아준다

스파이스, 허브의 강력한 노화 방지의 힘은?

슈퍼마켓이나 백화점의 스파이스 매장에 가면 정말 여러 가지 스파이스가 진열되어 있고, 또 허브 차 매장에 가면 여러 가지 허브 차가 있습니다.

스파이스는 향신료이고 허브는 향기를 이용한 것이란 인식이 강한데, 사실 스파이스는 맛이 쓴 것뿐만이 아니라 조미료와 향신료로 사용되고 있는 식용식물의 총칭이며, 허브 중에서도 식용에 사용되는 것은 스파이스에 포함됩니다.

이 스파이스와 허브가 노화 방지에 도움을 준다고 하여 요즘 주목받고 있습니다. 실제로 스파이스와 허브는 노화의 원인이 되는 체내의 산화를 막아 줍니다.

인간의 노화는 세포와 혈액 속의 지방이 활성 산소의 작용으로 산화되어 과산화지질이 되고, 이 과산화지질이 원인이 되어 노화가 일어납니다. 특히 현대인은 스트레스가 많은 생활을 하고 첨가물이 많은 가공 식품을 대량으로 먹고 있기 때문에, 체내에서 활성 산소가 발생하기 쉽고 피부와 몸이 노화의 위기에 노출되어 있습니다.

이 활성 산소를 제거하고 과산화지질에서 산소를 빼앗아 본래 상태로 되돌려주는 것이 비타민 E와 비타민 C 등의 항산화 비타민인데, 스파이스와 허브에는 항산화 비타민을 비롯해 항산화 작용에 관련하는 미네랄과 활성탄소 제거 효소(SOD), 폴리페놀 등 항산화 작용을 하는 파이토케미칼이 많이 함유되어 있습니다. 이런 이유로 항산화 비타민이 단독으로 활동하는 것보다 훨씬 더 강력한 스파이스와 허브도 많습니다.

그중에서도 청자소青紫蘇의 잎, 로즈마리 등은 매우 항산화 작용이 강합니다. 생강의 매운맛 성분과 카레에 사용되는 터메릭(강황)색소인 크루쿠민도 항산화 작용이 강합니다.

균형 잡힌 식사에 항산화 작용을 하는 스파이스를 잘 사용하면, 피부가 거칠어지는 현상이나 주름·동맥경화 등의 노화를 방지하고 젊음을 지켜 주는 효과를 기대할 수 있습니다.

예를 들어, 로즈마리는 항산화 작용뿐 아니라 집중력을 높여 주고 식욕을 증진시키며, 타임(thyme)은 항균과 기침을 멈추게 하며, 바질은 소화 촉진과 뇌를 활성화시킵니다. 이처럼 허브는 각기 여러 가지 작용을 하기 때문에 잘 나누어 쓰도록 하십시오.

옛날부터 전해져 내려온 향신료들

스파이스와 허브라고 하면 서양요리에 사용하는 것이라고 생각하기 쉬운데, 산초·유자·생강·고추냉이(와사비) 등 옛날부터 전해져 내려온 향신료도 스파이스와 허브의 일종이며, 단무지의 착색에 사용되는 치자나무도 이에 포함됩니다. 카레의 분말에 사용되는 터메릭(강황), 클로브(정향), 베이리프 등은 옛날부터 약으로 써온 스파이스를 상품화한 것입니다.

옛날부터 전해져 내려온 스파이스 중에서도 서양의 로즈마리와 같이 강력한 항산화 작용에 의해 노화를 방지해 주는 영양소와 여성에게 좋은 영양소를 함유한 것이 많이 있습니다. 그럼 여기서 그 예를 들어 보겠습니다.

• 고추냉이(와사비) ─ 비타민 C를 풍부하게 함유하고 있으며, 매운 맛 성분인 이소티오시아네이트도 항산화 작용을 하는 것이 확인되었다. 고추냉이는 항산화 작용 이외에 살균·진통·발한 작용도 하며, 특히 어패류에 대한 해독 작용을 하여 옛날부터 생선회의 식중독 방지에 이용되어 왔다.

• 청자소靑紫蘇 ─ β카로틴과 비타민 C가 풍부하며, 특히 β카로틴은 야채 속에 가장 많이 함유되어 있다. 그 외에 칼슘과 철분도 풍부하여 매우 영양가가 높은 스파이스다. 또 향기 성분은 살균·방부 작용을 하며, 또 최근에는 항암 작용도 한다고 알려져 있다.

- 적자소赤紫蘇 — β카로틴은 청자소에 비해서 적지만, 안토시아닌계 색소가 함유되어 있기 때문에, 눈이 피로한 사람이나 혈압이 높은 사람에게 효과가 있다.
- 미나리 — β카로틴과 비타민 C가 풍부하다. 또 미나리의 향기 성분은 보습 작용과 발한 작용을 하며, 아름다운 피부를 지켜 주고 냉증에도 효과가 있다.
- 파드득나물(미나리 과) — β카로틴과 비타민 C 이외에 칼슘과 철분도 많이 함유되어 있다. 노화 방지뿐만 아니라 불안·초조감을 진정시키고, 골다공증과 빈혈을 예방해 주는 스파이스다.
- 마늘 — 냄새 성분에 해당하는 유황 화합물인 알리신과 이것이 변화하여 생긴 알리인이 항산화 작용을 한다.
- 생강 — 냄새 성분인 쇼가올이 강력한 항산화 작용을 한다. 또 매운맛 성분인 진게론은 체지방의 연소를 촉진하여 비만을 예방해 준다.

옛날부터 전해 내려온 스파이스를 이용하지 않는 것은 안타까운 일입니다. 요리를 할 때, 이들 스파이스로 요리의 맛을 돋보이게 함과 동시에 미용과 건강에 좋은 영양소를 섭취하도록 하십시오.

주요 스파이스 · 허브의 약효

스파이스	약효
고추	비만 방지, 여름-식욕을 증진시키고 몸을 시원하게 해줌(발한 작용), 겨울-손발이 차가워지는 것을 방지함(혈액 순환 촉진)
고추냉이	식욕 증진, 항균, 식중독 예방, 음식의 냄새 제거
생강	식욕 증진, 음식의 냄새 제거, 두통, 발한(해열), 겨울-감기 초기에 효과 있음, 기침을 멈추게 함
마늘	항균, 강장, 피로 회복, 혈전 예방, 항산화성 건위 작용, 정장 작용
겨자	이뇨 작용, 구토제, 근육통, 기관지염 · 관절염 등의 습포제, 류머티즘의 도포제
후추	식욕 증진, 건위, 발한
터메릭	항산성화에 의한 암 예방, 담즙 분비 촉진하여 간장 강화, 지혈, 창상
파슬리	신장 질환, 숙취, 구취 예방
바질	강장, 소화 촉진, 살균, 기침을 멈추게 함, 음식 냄새 제거
오레가노	건위 · 정장, 소화 촉진, 기침을 멈추게 함
타임	항균(살균), 기침을 멈추게 함
로즈마리	노화 방지, 기억력 증진, 식욕 증진
너트메그	건위 · 정장, 설사 복통을 멈추게 함
시나몬	건위 · 정장, 설사 복통을 멈추게 함, 해열 · 발한
파프리카	항산화 작용, 노화 방지, 스트레스, 감기 예방
사프란	부인병(생리 불순, 냉증), 진통, 건위, 발한, 불면증

칼슘 함유량은 식품 중에서도 최고

의외일지 모르지만 스파이스에는 칼슘이 풍부한 식품이 정말 많습니다. 그중에서도 타임과 세이지, 시나몬에 함유되어 있는 칼슘의 양은 여러 식품 중에서도 최고입니다. 타임 100g 중의 칼슘 양은 1,700mg인데, 이는 뱅어포에 함유되어 칼슘 양의 3배에 해당하며, 세이지 100g 중의 칼슘 양은 1,500mg, 시나몬 100g 중의 칼슘 양은 1,200mg입니다.

이 세 가지는 월등히 칼슘 양이 많지만, 그 밖의 스파이스에도 칼슘이 많이 함유되어 있습니다.

폐경 후의 여성에게 많은 골다공증을 예방하기 위해서는 젊었을 때부터 칼슘을 충분히 섭취하여 뼈에 저장해 두는 것이 좋습니다. 칼슘은 비타민 D와 함께 섭취하면 흡수율이 상승하기 때문에, 비타민 D가 풍부한 생선과 함께 섭취하면 골다공증을 효과적으로 예방할 수 있습니다.

타임은 '생선 허브'라고 불릴 정도로 생선 요리에 잘 어울리며, 생선을 튀길 때에 빵가루에 잘게 썬 파슬리를 섞어도 좋습니다. 또 생선을 튀길 때에 청자소靑紫蘇도 함께 튀겨 곁들여도 좋습니다.

칼슘끼리의 상승 효과를 기대한다면, 뜨거운 우유에 시나몬을 뿌려 마시면 좋습니다. 특히 자기 전에 마시면, 칼슘 흡수가 잘 되어 더 효과적입니다.

또 시나몬의 향기에는 마음을 이완시키는 효과가 있기 때문에, 신경을 안정시키는 칼슘과의 이중 작용으로 숙면 효과가 있습니다.

여성에게 좋은 허브 - 사프란

사프란은 한 송이 꽃에서 3개밖에 나지 않는 암꽃술을 건조시킨 것으로, 단지 1g을 모으는 데에 150송이 정도의 꽃이 필요하다고 합니다. 이것은 고대 그리스, 로마, 인도, 중국에서 의약품으로 귀중하게 여겨졌습니다. 서로 멀리 떨어진 동·서양에서 같은 꽃이 약으로 사용된 것은 그만큼 효과가 크다는 증거입니다.

사프란은 부인병에 효과가 있는 허브인데, 월경 불순인 사람에게는 월경을 촉진하며, 생리통이 있는 사람에게는 그 통증을 완화해 줍니다. 또 냉증, 산후 요통, 갱년기 장애에도 좋습니다. 사프란은 월경으로 힘들어 하는 사람과 여성 특유의 증상으로 고민하는 사람에게 도움이 됩니다.

부인병 이외에도 소화를 도와주며 발한을 촉진하고, 피로 회복, 피부암, 아토피성 피부염, 불면증, 치매 등에도 효과가 있다고 합니다.

사프란은 사프란 목욕(약용)을 하는 것이 일반적이지만, 그 외에 홍차에 띄워 사프란 차를 만들어 마셔도 상큼하고 맛있습니다. 샤프란에는 마음을 이완시키는 효과도 있으니, 페퍼민트 등 다른 허브와 섞어 허브 차를 만들어 마셔도 좋습니다.

고대 인도에서는 우유에 사프란을 넣어 좋은 음료수로 장려했다고 합니다. 사프란 차를 싫어하는 사람은 이렇게 마셔 봐도 좋을 것입니다.

간단히 만들 수 있는 사프란 밥도 있습니다. 사프란을 뜨거운 물에 담가두고 색을 낸 사프란 물을 올리브유로 볶은 쌀과 함께 밥을 지으면, 선명한 황색 사프란 밥이 만들어집니다. 이것을 고기 요리와 함께 먹어도 좋으며, 카레와 함께 먹어도 잘 어울립니다.

이런 식으로 평소부터 사프란을 섭취하면, 부인병이 점차 개선되고 보다 건강해질 수 있습니다.

단, 사프란은 자궁을 수축시키는 작용을 하기 때문에, 임신중인 여성은 섭취하지 않는 것이 좋습니다.

여성에게 좋은 허브 – 로즈힙

허브 차에 사용하는 많은 허브 중에서도 놀랄 만큼 많은 비타민 C를 함유하고 있는 것이 '비타민 C의 폭탄'이라고 불리며 화제가 된 로즈힙입니다.

로즈힙은 무려 레몬의 약 20배의 비타민 C를 함유하고 있습니다. 비타민 C는 열에 약하기 때문에, 설령 많이 함유되어 있다 해도 보통 뜨거운 물에 우려서 차를 만들면 비타민 C가 줄어들고 맙니다. 그러나 로즈힙에 함유되어 있는 비타민 C는 매우 뛰어나, 뜨거운 물에 우려도 파괴되지 않습니다. 즉 비타민 C를 손상시키지 않고 허브 차로 만들어 마실 수가 있다는 것입니다.

비타민 C는 항스트레스 비타민이라고도 불리는데, 스트레스에 저항하기 위해서 없어서는 안 될 비타민입니다. 또 멜라닌 색소의 생성을 억제하여 피부가 햇볕에 타서 검게 되는 것이나 기미 · 주근깨를 예방하고, 체내에서 콜라겐의 합성에 관여하여 주름을 예방하며, 비타민 E를 도와 노화를 방지하는 등 미용과 매우 관계가 깊습니다.

또 변비, 생리 불순과 생리통, 병중 · 병후의 체력 저하, 지나친 흡연과 과음에 의한 면역력 저하, 임산부의 영양 보급과 강장에도 좋습니다.

로즈힙에 함유되어 있는 영양소는 비타민 C만이 아닙니다. 항산화 작용을 하는 비타민 P(바이오프라보노이드)와 비타민 E, 빈혈을 예방하는 철분 등 미네랄도 풍부합니다.

차로 만들어 마신 후에 남은 로즈힙의 영양소도 빠짐없이 섭취하도록 하십시오. 즉 마신 후에 남은 로즈힙에 같은 양의 설탕이나 꿀을 넣어 약한 불로 끓여서 잼을 만들어 먹어도 좋습니다. 시판되고 있는 과일 잼과는 어딘가 다른 독특한 맛이 있어 좋습니다.

중세 유럽에서는 로즈힙 끓인 것을 고운 체로 걸러 로즈힙퓨레를 만들어 과자의 재료나 잼 등에 사용했다고 합니다. 같은 방식으로 로즈힙퓨레를 만들어 케이크와 쿠키에 사용해도 좋을 것입니다.